中国中医科学院专家多年研究精华、北京三甲级医院医师临床心得

# 女人体虚先变丑

## 女中医师亲授驻颜抗衰公开课

佟彤 陈小野 / 著

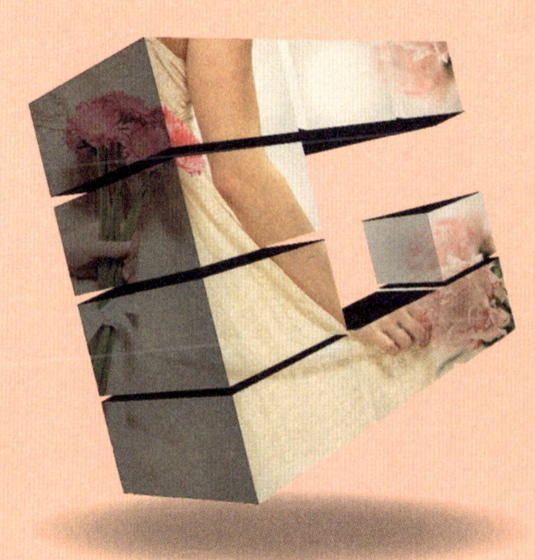

CNS PUBLISHING & MEDIA 中南出版传媒
湖南科学技术出版社
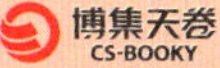
博集天卷 CS-BOOKY

# 女人体虚常见问题

## “奔儿头”的大小提示肾气是否充足

补肾方：枸杞茶

做法：每天泡茶时，泡十几粒枸杞在里面，喝到最后把枸杞嚼碎吃掉。

功效：枸杞的补肾作用很和缓，因此适合长期服用，也必须长期服用。

## 脖子细长会为颈椎病埋下隐患

颈椎锻炼法：米字操

做法：站立，身体放松，双臂自然下垂，用头写“米”字。

提示：如果在做“米字操”时听到颈椎“咯咯”作响，那就表示你的颈椎已经出了问题。这种响声就是颈部小关节互相摩擦时产生的。

## 手是女人的“第二张脸”

手部防碱法

1.用清水洗手，倒一勺醋在手心，然后将醋充分涂抹在手背上，停留一两分钟。

2.将手上的醋冲洗干净，抹上护手霜。

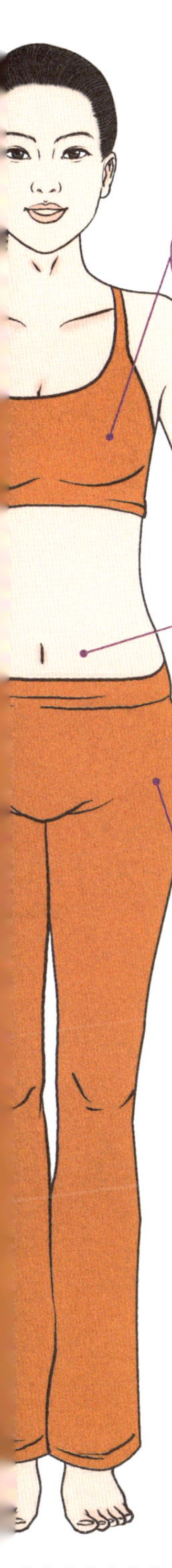

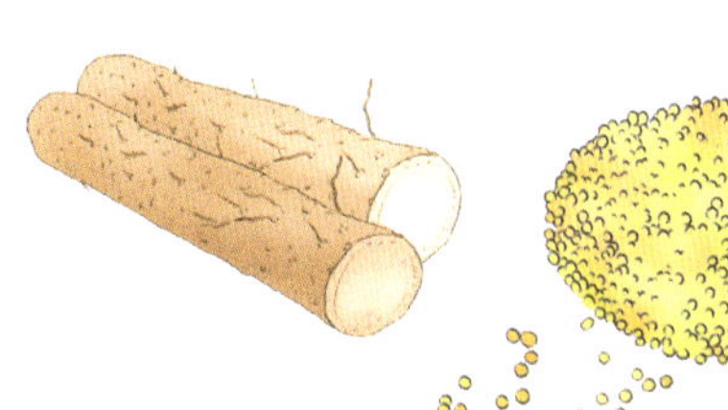

### 乳房是衰老最早的器官

丰乳食物：山药、小米、大枣、桑葚、核桃、虾、羊肉

提示：真正能丰胸的食物，首先是能健脾的食物。当你借助这些食物的功效时，必须是持之以恒地长期食用，养成每天的生活习惯。

### 腹部出现“游泳圈”是衰老的标志

减肥中成药：金匮肾气丸、附子理中丸

提示：如果你在肥胖的同时肚子很大，而且舌苔不厚，舌质也不红，虽然胖但是肚子很怕冷，遇冷就要泻肚，整个身体也非常松垮，这种情况就可以试试上面这些火力很大的补药。

### 骨盆打开练习

1.坐在床上或地板上，双腿盘起来。

2.两手分别扳住两个膝盖，用力向后外方掰。

3.保持这种姿势，坚持几分钟。

提示：这个姿势最好是对着墙壁做，使膝盖尽可能低地压在墙壁上。每天坚持，窄小的髋部在被动松动下会适当地宽松出来。

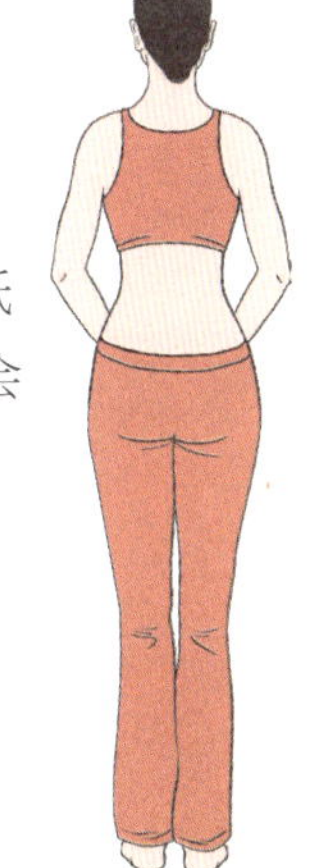

# 女人面部的四大烦恼

## 面容不紧致多半因为肾虚

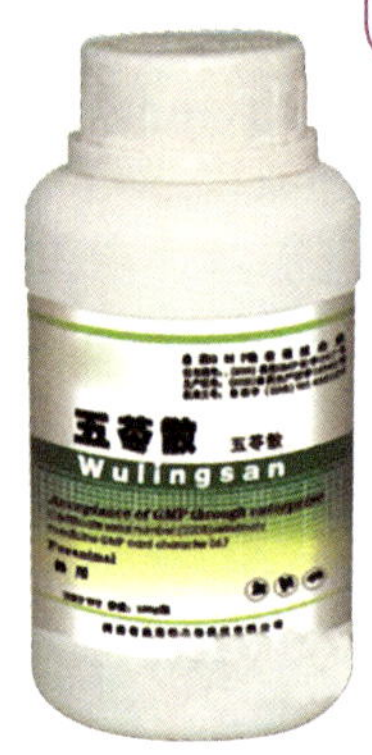


肾虚时，体内火力不足，无法蒸化喝进去的水，这些水停留在脸上，就导致了面部胖胖涨涨、不紧致。

**提拉紧致方**：五苓散

**做法**：白术、猪苓、茯苓各9克，泽泻15克，桂枝6克，一同煎煮，取汁服用。

**适用**：如果你在面部不紧致的同时还有手脚冰凉、怕冷、“喝了就尿”的现象，就特别适合用五苓散。

## “黄脸婆”是疾病的前兆

解决面部萎黄的问题，首先要补脾。

**补脾药材**：人参、黄芪、白术、茯苓、莲子、山药、大枣

**提示**：中成药里的补中益气丸、参苓白术丸、人参归脾丸等，药性平和，可以作为“扫黄”的常备药。

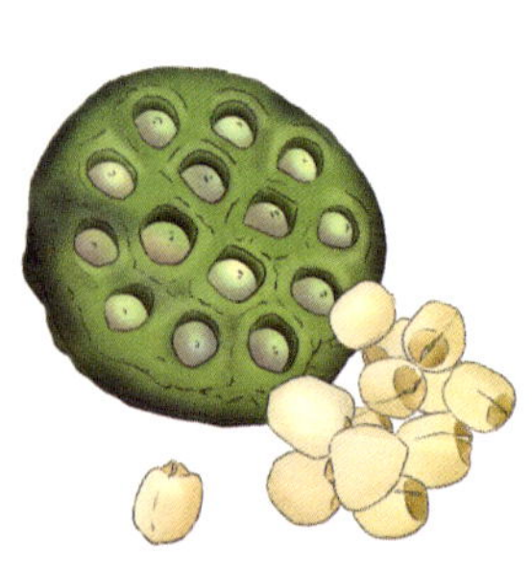

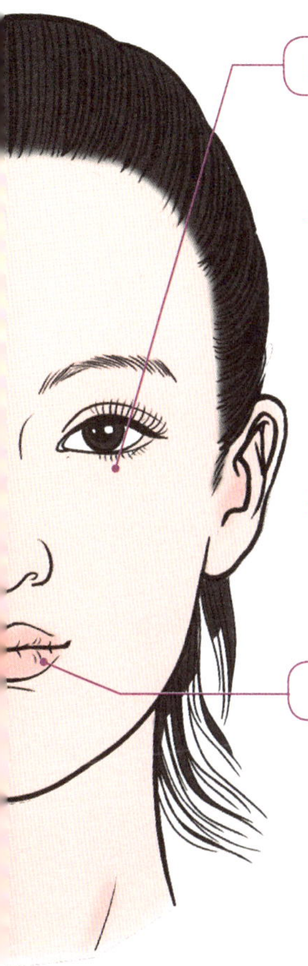

## 黑眼圈最能暴露妇科问题

有黑眼圈的人，肯定和肾虚、血瘀纠缠在一起。

**去黑眼圈方法**：温敷肾俞穴

1.两只手对搓，搓到发热，将双手掌心敷在双眼上。

2.待手的温度下来之后再搓热，之后将双手分别贴在后背的肾俞穴温敷。

3.如此交替重复，每天做10分钟。

**提示**：肾俞穴在距后背脊柱两边，两个横指宽，与肚脐平齐的水平上。

## 唇色过于鲜红多是肾阴虚

无论是唇色还是舌色，甚至是面色，过于鲜艳的红色，只有在阴虚的状态下才会出现。

**适用中成药**：天王补心丹

**功效**：治疗阴虚引起的心悸失眠、虚烦神疲、手足心热，甚至口舌生疮等虚火问题。

# 体虚的女人怀孕注意事项

## 28岁前是最佳怀孕期

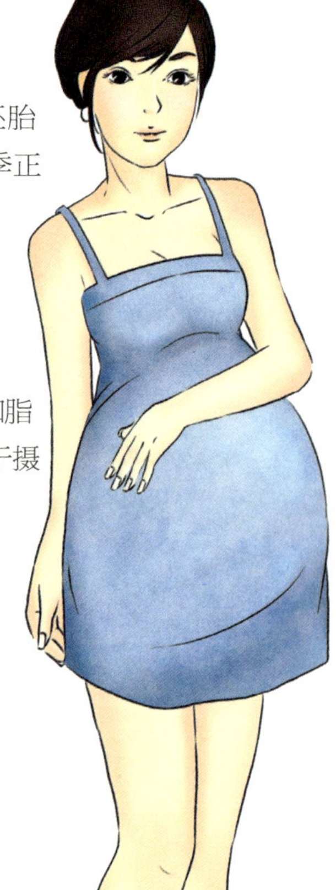

最佳怀孕季节：夏季、秋季

每年的秋末冬初，是流行病猖獗时期，夏秋季怀孕可使胚胎在极其敏感的头三个月避开流行病毒的感染。另外，夏秋季正是水果蔬菜上市的好季节，这些应季食物可以为孕妇提供足够的营养，保证胎儿的发育。

## 素食者难生出聪明孩子

素食中含欧米伽3多不饱和脂肪酸比较少，而欧米伽3多不饱和脂肪酸是胎儿大脑发育所需的重要物质。长期吃素食的女性由于摄取的欧米伽3多不饱和脂肪酸较少，生的孩子可能不太聪明。

富含欧米伽3多不饱和脂肪酸的食物

1.深海鱼类，如三文鱼、沙丁鱼、金枪鱼、秋刀鱼。

2.深绿色蔬菜和藻类，如海带。

3.豆类和坚果，如无花果、核桃。

4.食用油，如橄榄油、菜籽油。

## 预防流产

习惯性流产患者通常自身免疫性能差，也就是中医说的“肾虚”。

保胎方：泰山磐石散

组成：人参、黄芪、白术、炙甘草、当归、川芎、芍药、熟地、川续断、糯米、黄芩、砂仁。

提示：有流产历史的女性，从再次怀孕时起就可以吃，隔三岔五地吃一次，一直到怀孕四个月左右。

# 对治体虚的食物与药材

## 中华九大仙草

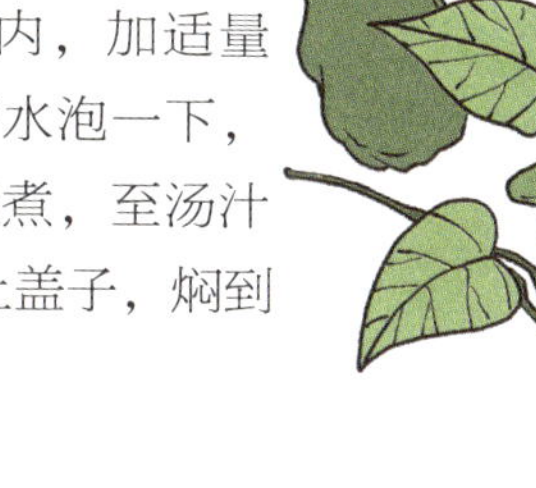

适用：唐代开元年间的《道藏》，把石斛、雪莲、人参、何首乌、茯苓、肉苁蓉、灵芝、珍珠、冬虫夏草称为“中华九大仙草”。其中，何首乌是经典补肾药。

补肾方：何首乌鸡蛋

材料：何首乌100克，鸡蛋4个，食盐、味精、猪油各适量。

做法：先将何首乌洗净，和鸡蛋一起放入锅内，加适量水，火上烧沸，文火熬至蛋熟，将蛋取出用清水泡一下，将蛋壳剥去，再放入汤汁中，加少许猪油继续煮，至汤汁尽量被鸡蛋吸光，之后加少许食盐、味精后盖上盖子，焖到汤汁变凉就可以吃了。

## 西洋参补气、补阳

适用：如果一到夏天就出现哈欠不断、浑身无力、无精打采、昏昏欲睡的症状，这时候，绝对不能以“春困秋乏夏打盹”来概括为常态，要马上想到会不会是“热中风”的前兆，这个时候就应该补点儿西洋参之类的补气药了。

提示：如果除了上述的困倦状态，还有大便不成形、吃点儿凉的就腹泻的情况，那就索性吃“生脉饮”，因为“生脉饮”里的党参热性比西洋参高，除了能补气，还能减轻大便的“漏水”问题。

## 补肾的六味地黄丸

适用：六味地黄丸是最常见的补肾药，也是补肾药中最适合长期，甚至提早服用的药物。

## 饴糖是很好的止疼剂

适用：饴糖是从高粱、麦子、玉米等粮食中发酵而来的，也就是麦芽糖，因为出身于五谷，所以具备了五谷的温补之性。

用法："生姜饴糖水"，或者在小米粥中加饴糖，就有很好的温补甚至止疼效果，至少比白糖、冰糖具有药用价值。

## 石斛补肾阴

适用：如果一个人身材很干瘦，而且总觉得口渴，喝水也不解渴，这是因为胃阴虚，虚火浮越导致的，可以借助石斛的养阴生津作用来抑火。

用法：每天将10克石斛煎水，放在保温杯中，不断地续水饮用。

## 熟地龙骨汤

功效：补肾、养血、清热。

材料：生地、熟地各10克（如果是冬天，可以直接用熟地20克），猪脊骨2~3斤，盐适量。

做法：猪脊骨飞水后和生地、熟地一起炖煮至烂熟，加盐调味即可。

提示：喝汤吃肉的同时，可以将煮熟的熟地也吃掉。

# 目 录

CONTENTS

女 人 体 虚 先 变 丑

## 体虚是变丑的基础，变丑是体虚的警报

## 关于好色这件事

## 身体虚不虚，脸能告诉你 

## 美丽一打折，身体就生病 

## 那些对体虚有奇效的食物与药材 

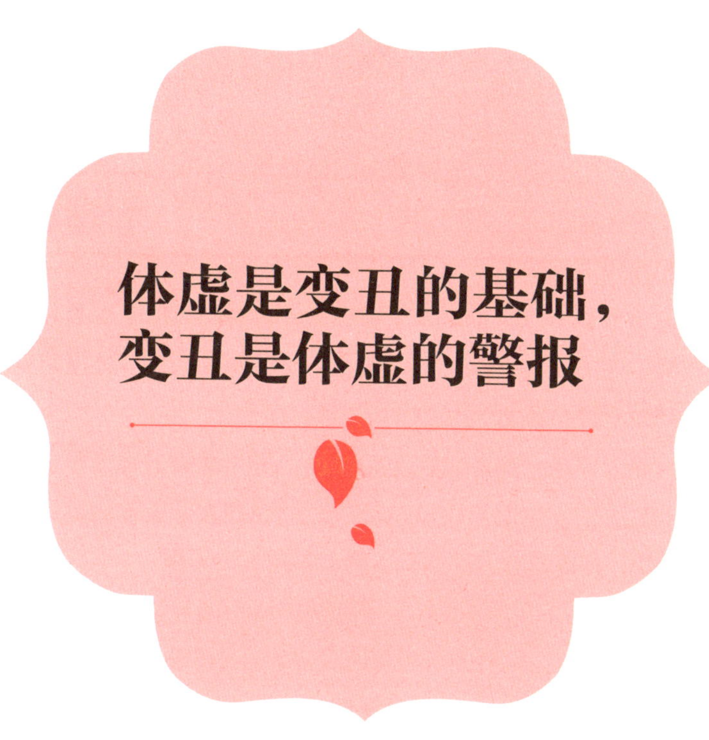

# 体虚是变丑的基础，变丑是体虚的警报

去年我写的那本《脾虚的女人老得快》，至今卖得很好。很多朋友告诉我，之所以买这本书，是因为所有的女人都怕老，而“脾虚”又是生活中最常见的现象，不夸张地说，去看过中医的人，一半以上都曾被诊断为“脾虚”。

“脾虚”能让人变老，似乎比能让人生病还惹女人关注。事实也如此，黄脸婆、平胸垂臀等衰老问题，每每都有“脾虚”在后面作祟，这也印证着一个主旨：身体健康才是样貌美丽的根基，这一点人们已经耳熟能详。直到我和中国中医科学院的陈小野教授做了一期健康节目，他提出的理论似乎可以使这个逻辑关系颠倒过来：样貌长得好的人更容易是健康的，一如我们的书名：《女人体虚先变丑》。

我们仔细想一下就会发现，在人们审美中被视为丑的东西，其实都处于一种“返祖”之中，是人类向他的祖先，向比他低级的物种回退时的状况，比如相貌中的窄额头、塌鼻梁、小下巴，再比如社交行为中的卑躬屈膝、点头哈腰，这些难看的样貌、丑陋的行为其实是由生理因素决定的。简单地说，就是维持我们身体保持在人类这种高级进化状态下的能量不足了。如果用中医理论解释可能更容易理解，大多是因为中医的“肾气虚”“肾阳虚”，书名中的所谓“体虚”其实就是一定意义上的“肾虚”。

因为能量不足，那些决定人类样貌、行为优势的基因不能充分表达，由此失去的，也就不仅仅是样貌了，还有大家关注的健康。从这个意思上说，体虚是变丑的基础，变丑是体虚的警报。

陈小野教授是中国中医科学研究院的博士生导师，享受国家特殊津贴的专家，他曾经将他的相关理论以学术论文的形式发表出来，我所做的事，就是将我体会、甚至是我同样接触到的，与他的理论吻合的事实，对接在一起，用我的理解和文字，展示给读者。

在这本书的写作过程中，我不断感到一种会意，虽然这个理论涉及的领域跨度很大，从传统中医，到人类进化学，又到审美文化，但能佐证这一理论的细节就在我们的生活中，俯仰皆是，发现并且寻找它们之间的默契和吻合，非常有趣。

佟 彤

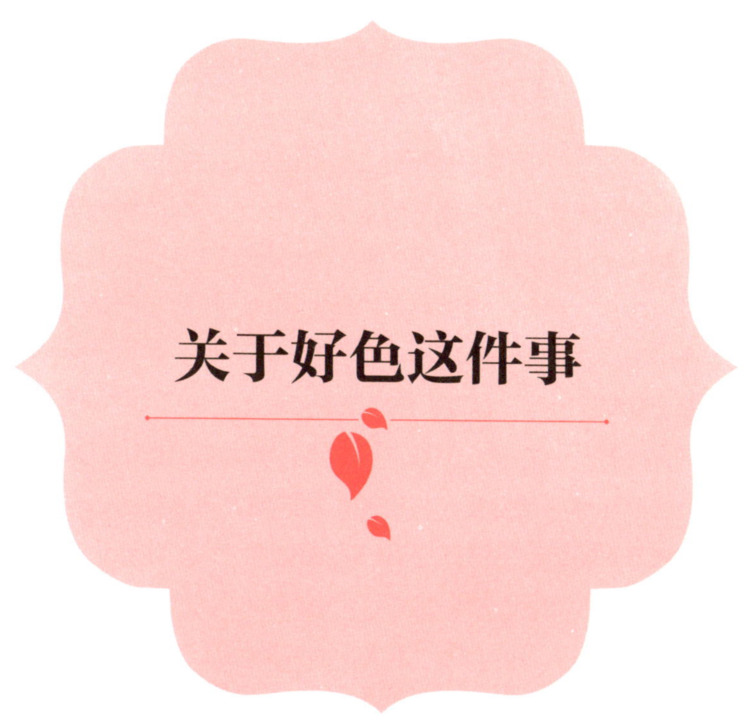

# 关于好色这件事

关于美女，著名画家张大千有句名言：一等女人肥白高，二等女人麻妖骚，三等女人泼辣刁。这句话既是张大师因为绘画产生的审美经验，也代表了广大男性选择女人时的共同标准。

这话也就张大千有资格说，他是中国画标志性的代表人物，有绘画艺术这么体面的理由做前提，他对美女的审视才得以上了台面，如果换了别的男人，这种标准显然要被归为“好色”的——丰满、白皙、高挑的女人，至少会让人想到妖娆美艳的范冰冰吧？！

中国人对女性容貌的要求，始终被认定是男权作怪，是男人的好色导致了这种“挑肥拣瘦”的恶习。事实上，这种喜好与人的道德素养确有关系，但不是根本联系，这一点可以从电视剧《亮剑》中的一句话得到启发，那是李云龙看到田雨时说的：“为什么无产阶级的美是一样的？”这个疑问不独李云龙有，其实每个人都有。

我有个朋友，他单位的领导看上了单位里最漂亮的一个姑娘，借助权力接近甚至想霸占，最终被群众检举曝光。类似的疑问于是变成单位群众的一种自我解嘲的无奈："群众的眼睛是雪亮的，领导的心是肉长的……"凡此种种，理由都是说得过去的，因为不管是无产阶级还是资产阶级，不管是领导还是下属，大家都是人，都是"肉长的"，是人就不仅仅有社会性，更有永远磨灭不掉的生物性！

中国古代著名的《登徒子好色赋》里，美男宋玉给出了几个美女标准，但这个标准的出台是有故事的：楚国的大夫登徒子，在楚王面前说美男宋玉的坏话，他说："宋玉人长得娴静英俊，说话很有口才而言辞微妙，又很贪爱女色，希望大王不要让他出入后宫之门。"

楚王就拿登徒子的话去质问宋玉，宋玉辩解道："天下的美女，没有谁比得上楚国女子，楚国女子之美丽者，又没有谁能超过我那家乡的美女，而我家乡最美丽的姑娘还得数我邻居东家那位小姐。论身材，若增加一分则太高，减掉一分则太短；论肤色，若涂上脂粉则嫌太白，施加朱红又嫌太赤。她眉毛有如翠鸟之羽毛，肌肤像白雪一般莹洁，腰身纤细如裹上素帛，牙齿整齐有如一连串小贝，甜美地一笑，足可以使阳城和下蔡一带的人为之着迷和倾倒。这样一位姿色绝伦的美女，趴在墙上窥视我三年，而我至今仍未答应和她交往。

"登徒子却不是这样，他的妻子蓬头垢面，耳朵挛缩，嘴唇外翻而牙齿参差不齐，弯腰驼背，走路一瘸一拐，又患有疥疾和痔疮。这样一位丑陋的妇女，登徒子却与之生有五个孩子。请大王明察，究竟谁是好色之徒呢？"

这段文字包含了几个信息，首先是美女的标准，其次是择偶的标准。登徒子的择偶标准显然是被宋玉鄙夷的，但这种鄙夷也被很多后人非议，无非是指责宋玉没有"糟糠之妻不下堂"的高尚情操、忠贞意识。其实，"宋玉"们很无辜，他们无非是想找个优秀的女人给自己生儿育女、传宗接代罢了，这在很大程度上是由生物性决定的，更加直接或宽容地说，任何一个物种都会本能地选择一个优良的个体，帮助延续自己的基因、容貌，或者说“肥、白、高”则是唯一的，而且也是最可靠的外在选择标准了。

英国数学家和生物学家费希尔爵士是个聪明绝顶的人，对于统计学和进化论都贡献卓著。他认为，雄松鸡身上的扇形尾巴、白绒毛和充气丰胸等看着好看的物件，也许是“绣花枕头”，看似与繁殖无直接关系。事实上，大多数雌松鸡都追逐这种姿色拥有者，因为它们觉得选择“美男子”，生的“儿子”也会是“美男”，这样它的“儿子”就会迷倒许多雌松鸡，给它带来无数孙子、孙女……雌松鸡之所以喜欢漂亮的雄松鸡，是因为最健壮的雄松鸡才长得漂亮，它们想要的其实是基因优秀的健康宝宝。

这一理论的支持者里，比较有趣的是以色列的动物学家扎哈维，他认为那些尾巴、绒羽、丰胸等，其实都是货真价实的累赘，这些东西的进化完成，需要许多基因进行精妙的配合，如果一点儿基因出错，美丽便不复存在。而能负担起这些累赘，仍然好好地活着的雄性，正说明它们基因的杰出。

公牛在相互角斗之后获得了选择权利，得以在它的势力范围内选择一头最健壮的母牛交配。这头公牛近似于现在的“高富帅”，才能在牛界拔得头筹。那么，你怎么知道那头被它选中的母牛，不是公牛眼中的“肥白高”呢？只是作为人，多了社会性的特点，所以这种延续基因的目的就有了审美的意味。

关于好色这件事，孔子也说过，“吾未见好德如好色者也”，言下之意是，好色比好德更容易、更本能。这也正常，好色是人之常情，无须后天修养。越是这样的特点，越代表人的生物性。人们可能本能地察觉到，美人，长得漂亮的人，更趋于健康，不独美女，美男也如此，只不过中国古人尚不知生育是男女双方的事，所以女性对美男的喜好所具有的生物选择性就不那么明显了。其实原理一样，无论古已有之的“肥白高”，还是现在日趋流行的小脸美人、“九头身”美男，都是审美的极端，也是健康的典范。

有种现象已经证实了这一点：人是从猿人进化而来的，人不仅进化得比猿人高级，而且无论是面容还是身形，都比猿人更美。这是从整个生物进化的历程上看，如果从人类自己的进化过程上看，也可以发现，人类也是一代比一代身材高、体态挺拔、面容精致，这已经是不争的事实。美与人类的进化发展是同步的，这个规律的价值不独在美学上，更在健康意义上。

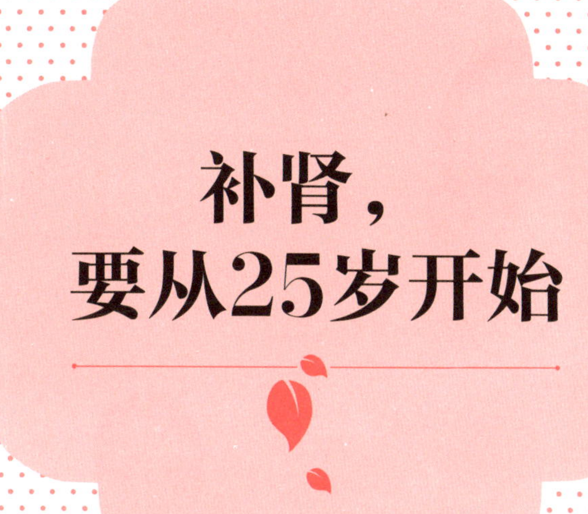

# 补肾，要从25岁开始



如果说大脑是人体的“司令部”，那么，大脑中的额叶就是“司令部”中的“司令”，它是人类最高智慧的所在地，也是最高级的器官，就在我们常说的“奔儿头”或“天庭”之下。由此看来，“奔儿头”大、“天庭饱满”者聪明，确有医学证据。

但进化理论上有个无情的规律：越是高级的器官，成熟越晚，退化越早。最高级的额叶因此是身体中最先衰老的，老人们容易出昏着儿，容易被骗的原因也在于此。中医所说的“补肾”，对预防或减缓包括额叶在内的组织的衰老，确有其效，只是按照进化规律，最有效的补肾，或者说健脑，要从25岁开始。

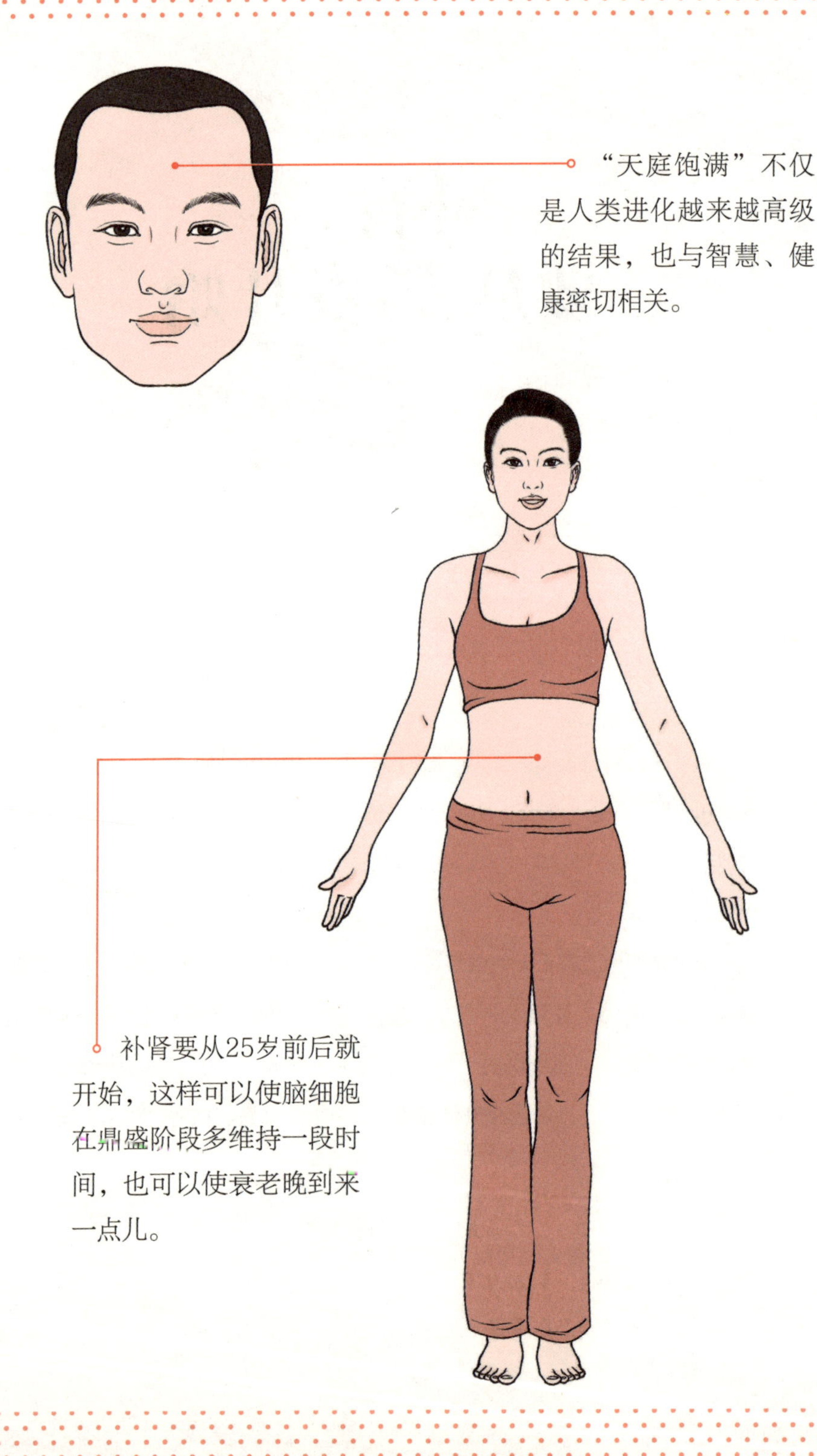
“天庭饱满”不仅是人类进化越来越高级的结果，也与智慧、健康密切相关。
补肾要从25岁前后就开始，这样可以使脑细胞在鼎盛阶段多维持一段时间，也可以使衰老晚到来一点儿。

# 为什么美人多出身富贵人家

曾经有个相面大师说过，人类面相的进化是有规律可把握的。他的心得是，现代山区里的贫困农民，像古代的平常人；古代的富贵人像现代的平常人；现代的富贵人像现代的西方人；未来的平常人像现代的富贵人。

他甚至举例说，古代的平常人，在现代看来都会很难看，他们一般会长得面部瘦削、瘦骨嶙峋。具体表现为，额头扁平瘦小狭窄，鼻子扁平瘦小，嘴巴明显地突出，面部肉很少，面黄肌瘦。假如一个古代人，我们看得比较顺眼一点儿，很像现代百姓的，那一定是当时的富贵人家。

这个结论有一定道理，中国古代的几大美男，潘安、卫玠、兰陵王、宋玉，都是富贵出身。其中潘安出身儒学世家，年幼时即随父游学各地。卫玠的祖父卫瓘，是魏晋之际著名政治家，官至太尉。卫玠的父亲卫恒，官至黄门侍郎，西晋著名书法家，有书法理论著作《四体书势》传世。兰陵王则是南北朝时期北齐王室，文襄帝的第四个儿子。

为什么？虽然长相是基因决定的，但营养状况决定了他们的基因表达，如果虽然他们有能成为美人的基因，但生活贫困，营养严重不足，这样的后天状况下，再好的基因也只能表达出一部分，不可能使他们成为美人。所以，过去出美女的地方，一定不会是不毛之地、贫瘠之地，要么山清水秀，要么草肥水美，所谓"一方水土养一方人"。这个美人的家庭，可以是普通人家，但一定殷实、小康，最基础的营养保证不能成问题。

之所以现在人比过去人好看，甚至很多人的长相越来越欧化，和生活水平提高有直接关系。这一点可以看看韩国和朝鲜，虽然是同一个民族，但形象气质上相差很远，韩国的整形技术只是一小部分原因，更重要原因就是，韩国的生活条件远比朝鲜要好。

## "大奔儿头"确实是智慧的标志

一般人都觉得，"大奔儿头"的人脑子聪明、有智慧。所谓"大奔儿头"就是额头宽，就是中国古人所说的"天庭饱满"。古人将人的面部分为上、中、下三庭，分别对应印堂之上、印堂至鼻头、鼻头以下。

“天庭”就是指上庭，即额头。

中国古人常以“天庭饱满，地阁方圆”来形容一个人的面相，这样的人被认定是运势好的。“天庭饱满”的人，额头的上、中、下部都长得宽大、均匀且较突出，看上去就觉得舒服。可以看看李嘉诚、李泽楷等，都是典型的“天庭饱满”。而“大奔儿头”的人一般都聪明，也是有道理的，这个道理要从人体器官的进化上说。

“大奔儿头”里面的组织是大脑的额叶，而额叶是大脑中最高级的部位。在生物进化学上有个规律，越高级的器官、组织，发育完成得越晚，衰退也越早。一般来说，额叶是人在25岁时才进化完成的，是全身器官中最后一个发育成熟的，也是最高级的一个。中国人总说人要“三十而立”，一个人，特别是在社会中举足轻重的男性，到了30岁才更适合成家立业，很可能也是依照这个规律得出的。因为只有到了30岁，发育完成的额叶才开始能帮助人做出最稳重、最准确的决断，之前的所作所为，还难免青涩。

这么晚才发育完成的额叶，到底在我们的生活中起了什么作用？

我们看见、听见、接触到的各种信息，首先进入大脑皮层，之后通过初级反射区，到次级反射区，这样一级一级地逐级向最高层汇总，最后汇总在额叶。如果说大脑是人体的“司令部”的话，额叶则是“司令部”里的“总司令”。

有人曾经做过统计：猫的前额叶占大脑皮质的3.5%，狗的占7%，猴子的占11.5%，猩猩的占17%，人的则占29%。可见，进化程度越高，额叶在大脑皮质占的比例也越高。看看猩猩的样子吧，它们的额头是很窄的，这种窄使它们的面孔看起来很不美观、很原始，这种审美上的缺陷，其实是以额叶发育缺陷为基础的。

瑞士与美国科学家的一项研究显示，额叶能帮助人们抑制对性、金钱等的强烈冲动。而且有人做了实验，当用电抑制正常人的额叶功能时，受试者对金钱的欲望和冲动就明显增强。这也就可以解释，为什么我们身边总有很多老年人被骗，或者是被所谓的养生保健品骗，甚至被小保姆的感情骗，瞒着儿女就把自己全部遗产给了人家，那都是他们上了年纪，额叶功能率先减退，人真的变“傻”的结果。

## “奔儿头”的大小能决定人生关键

人们在发现额叶的作用之后，曾经开展过一种很残暴的手术，就是“额叶切除术”。第一个接受这个手术的对象，是一名患精神疾病的妇女，她患有躁狂症和妄想症。医生在她头颅上钻了两个洞，并向她的额叶泵入酒精，目的是“掏空”额叶，使额叶的功能彻底损坏。

之所以会有这么残酷的手术，是因为包括这名妇女在内，当时的一些精神病患者不断发病，而且一发病就把家庭、社会折磨得不堪忍受。而研究者发现，正是额叶的存在，使精神疾病有了发生基础，于是，才有了这种“捣毁老巢”的根治手术。

也确实如此，额叶切除后，原来无法理喻的患者，在自理能力没有太大变化的同时，变得像“孩子”一样听话，好莱坞电影《飞越疯人院》的男主角，就有过类似经历。虽然从社交角度来看，这种人变得更像情感淡漠的行尸走肉，但这种有利于家庭和社会的手术，还是获得了1949年的诺贝尔生理学或医学奖。凡此种种都能看出，额叶主管语言、情感、思想、计划等高级的精神活动，它的功能影响的是人最高级的思维能力，可以说是关键性的决策，甚至是人生关键的几步。

有时候我们回想自己之前出的一个“昏着儿”、一个可笑决定，也觉得匪夷所思，无法解释那么做的理由，最后就归结为“鬼使神差”。这些无法解释的理由就是由额叶这种最高级、最发达的脑组织决定的，也是很多人的超人之处。

额叶不发达，并不影响一个人作为庸人活着，但额叶发达能使人做出更加正确的决定，至少少出昏着儿，使他成为精英。你可以看看那些成功人士，往往“天庭饱满”者居多，至少不会是额头特别窄小的人。相反，一些杀人越货、危害社会稳定的，而且是通过低级的犯罪，不是高智商犯罪来影响社会的人，很多从面相上看着就别扭，大多不是“天庭饱满”的类型。他们的额头有时候很窄，这很可能与额叶的不发达、进化不完全有关，后者导致了他们缺少人味儿，做出荒唐的，甚至毫无人性的决定和行为。

因此，无论从直觉还是经验上，人们逐渐发现，“天庭饱满”确实和人的能力，甚至人的命运有关系。逐渐的，人们开始通过其他手段使略显狭窄的额头变得丰满一些，这种对美的向往背后，潜藏着的其实是对进化完善的渴望。

我们看很多国家仪仗兵的装束，大多有“大檐帽”，这就是典型的例子。戴了大檐帽的军人显得更加威武，其实就是通过帽子强化、

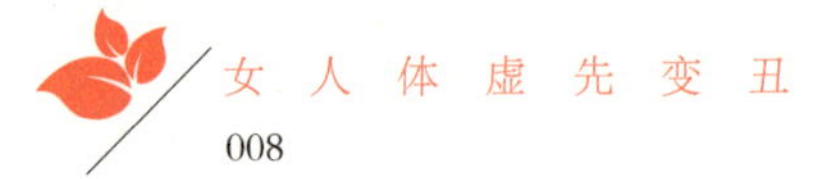


突出了头部，特别是额头的丰满。而这种帽子往往是男式的，至于女性，就不急于强调“天庭”了，女人即使戴也戴无檐帽，因为对于男权社会来说，男性的智慧比女性的智慧重要得多，“女子无才便是德”嘛。包括现在，将自己身体里的脂肪抽出来，注射到额头上进行充填，使原本凹陷、狭窄的额头变得丰满，是很常见的美容整形项目之一。可见，“天庭饱满”确实是人们无论出于审美还是出于健康的本能追求。

## 肾虚到最后，脑容量会变少

虽然额头的大小，额叶的发达与否，是在你出生前就基本决定了的，那么，后天可以做到的，就是使现有的智力得到最充分的发挥。于是，人们想到了使人变聪明的“促智药”，而这些药，往往是中医里的补肾药。这些药物在对孩子的大脑发育迟缓、老人痴呆的治疗中，已经屡屡被用到，其机理如果笼统地说，就是给大脑补充能量，促使不成熟的加速成熟，已经成熟的，则减慢衰退的速度。

虽然大脑的重量只占全身重量的2%，但大脑的氧气消耗量却占20%，是个“耗能大户”，所以，只有大脑获得最充足的能量供应，身体不虚，大脑的功能才可能发挥到最大限度。

我有个亲戚，70 岁的时候因为脑梗死而痴呆，和那些原发性的老年痴呆不同，他的血管栓塞情况严重，痴呆就严重，血栓的状态好的时候，可以和正常人一样明白。他的家人后来发现，他的发病很有特点，先是糊涂，小便时不去厕所，而是边走边尿，之后几天就开始总是睡觉，如果这个情况得不到控制，病情就要进一步加重。后来去看了中医，被诊断是气虚，医生告诉家属，每当觉得他开始糊涂的时候，马上吃补气药。因为担心其他补气药上火，只给开了西洋参，每天 15 克左右，泡水喝，同时用它送服生脉饮（生脉饮里也有补气药党参）。结果，这样喝了三天，老人就开始明白了，不仅没再睡觉，而且知道小便要去厕所了。在补气药的维持下，他五六年都没有再犯病。

为什么一味简单的西洋参能有如此效果？就是因为它能补充大脑需要的能量，抑制了虚损的进一步发生。但是，对于痴呆程度比他严重的，甚至是原发性痴呆的患者，补气药就显得力量不够了，这个时候，中医用的都是补肾药，中医理论对此的解释是：肾藏精，精能生髓。脊髓上通于脑，脑为髓聚而成，所以称“脑为髓之海”。对于大脑来说，衰老到后来，中医形容之为“髓海空虚”，就是大脑的这个实质组织也被消耗得萎缩了，变“瘦”了，体积减小了，而这是很多痴呆患者必然出现的“脑萎缩”，通过脑部 CT 检查，可以一目了然。到了这个程度，就一定要用补肾阴的药来改善、弥补已经被消耗了的实体，所以中医开给这类人的促智药，多是入肾经的补阴药，其中包括何首乌、肉苁蓉、黄精、熟地、山萸肉、桑葚、核桃、芝麻等。

# 肾阳（气）虚、肾阴虚、肾精亏损的区别

初步了解中医的人都知道，中医说的虚，包括脾虚、肾虚，肾虚又分肾阳（气）虚、肾阴虚、肾精虚，那么这些“虚”到底有什么区别呢？

中医在中国古代哲学思想的指导下，形成了独特的理论体系。中医所说的脾、肾等脏腑，其实都不是我们可以看到、摸到的实体器官。中医通过几千年的临床观察、经验摸索，把一系列有关系的病状归纳起来，定性之后，分别命名为“脾气虚”或“肾阳虚”，这些病名实际上是一系列脏腑功能失调的症状概括，而不是指脾脏这个脏器真的虚了。所以，因为外伤而切除脾脏的人，仍旧可以存在“脾虚”的问题；一个因为疾病切除了一侧肾，但身体调养得很好的人，未必就是“肾虚”的，因为中医的“脾虚”与脾脏，“肾虚”与肾脏，并不是等同关系，而是形容一个人整体的身体功能状态。

脾虚或脾气虚和肾虚或肾阳（气）虚，既然不是部位和实体器官的区别，那么它们的区别又是什么呢？与之前的传统中医的认识不同，笔者陈

小野在相关专业文章中提出新观点①：这些概念的区别，归根结底其实就是程度的区别：脾（气）虚比肾虚的程度轻，包括肺气虚、心气虚也都比肾虚轻，这些虚发展到最后，才会出现肾虚，所谓“久病及肾”。所以肺病患者到最后可以是肾虚，心衰患者到最后也可以是肾虚。前面说的那个通过吃西洋参痴呆状况就好转的人，就是典型的脾（气）虚，他在糊涂加重的同时，总有精神跟不上、疲惫的状态，那些痴呆程度比他严重的人，则多是肾（气）虚了。

肾虚里又包括肾阳（气）虚、肾阴虚、肾精虚，这三者的区别又在哪里？中医说的“气”，指的是功能，肾阳（气）虚说的是身体功能的虚弱，这是虚损最开始的情况。逐渐地成了肾阳虚，就是因为功能的减弱而能量不足了。到了“肾阴虚”的时候，就从功能的虚损变成对身体里“精微物质”的消耗。“精微物质”就包括身体里的阴液，狭隘地说包括体液、血液的消耗。这个时候人会觉得总是口干，眼睛因为缺少水液、血液的濡养而干涩，总之是身体缺水、缺乏营养的表现很明显。如果这个情况不加以控制，就会对“有形物质”消耗了，包括脂肪、蛋白质等构成身体的“基本材料”。所以，“阴虚”的人肯定比“气虚”的人要瘦，要干瘪。我们看一个人，到了老年，身体会佝偻、变矮，都是对“有形物质”消耗的结果。为了遏制这种现象，中医就提倡补肾，而补肾最多用的、广告上最常见的就是六味地黄丸，它就是补肾阴的。

①参考文献：1.陈小野，中医的学术特点，浙江中医学院学报，2005；29（3）：1-4。2.陈小野，气虚证的非定位性——脾胃学说传承与应用专题系列，中医杂志，2012；53（13）：1086-1087。

# 补肾的“六味地黄丸”到底什么时候吃

六味地黄丸是广告上最常见的补肾药，之所以最常见，不仅是因为商家的商业宣传，而且也因为这是补肾药中最平和的一种。

前面说了，中医的“肾虚”不是指肾脏这个实体器官的虚损，而是形容虚损的一种程度。笔者陈小野经过多年研究，得出一个最新的结论，肾虚其实也是分几种程度的：最轻的是“肾气虚”，其次是“肾阳虚”，之后是“肾阴虚”，最严重的是“肾精虚”。到了“肾精虚”的程度时，身体“有形物质”的消耗就明显了，成年人会偏瘦、干枯，身材佝偻、变矮；孩子就表现为发育迟缓，这个时候孩子会出现“五迟五软”，就是囟门闭合晚、站立时间晚、说话晚等，都是物质基础不牢固的结果，和老年人的肾虚其实是“异曲同工”的。

最早发现这个问题的是宋代的儿科名医钱乙，他摸索着给那些先天发育不完善的孩子通过补肾来治疗，渐渐的，一个方子就固定下来，就是现在的“六味地黄丸”。从治疗孩子“五迟五软”的效果来看，它适合的肾虚是比较严重的程度，换句话说，这个药对肾虚的调整力度更大了，力度在补肾阳的药物之上，是针对肾虚中程度比较严重的“肾阴虚”的。

同时，六味地黄丸的药性其实是相对平和而且稍微偏温的，如果你吃得过多是可能会上火的，这是很多服用者的感受，而且真的遇到阴虚导致的虚热，比如出现手脚心热、盗汗的时候，是要在里面加上知母、黄柏的，也就是知柏地黄丸。之所以有这种药，就是因为六味地黄丸的凉性是很小的，清虚热的力度是远远不够的，必须借助知母和黄柏两个能清泻虚火的药物。由此也可以看出六味地黄丸的平和，毕竟它是能用在孩子身上的药物。

与之相对的，知柏地黄丸则不适合长期吃，因为它在补阴的基础上还有清虚热的药物知母和黄柏。只要手脚心热、盗汗、心烦、口疮等虚热症状消失了，知柏地黄丸就要停。

## 补肾气、补肾阳是“助燃”，补肾阴、补肾精是“添柴”

虽然补肾阳的药药性很热，给人药性很猛的感觉，但实际上，它补益的深度不如补肾阴的“六味地黄丸”之类。补肾阳的药物解决的只是肾虚之初的能量不足和怕冷问题，比如其中最能补养的肉桂、附子，更恰当地说是给身体“助燃”，相当于把一支蜡烛或一堆柴草的火苗拨大一点儿，燃烧得壮一点儿，但本身燃烧的后劲儿并没有增加，没有对已经“不耐烧”的身体有所补益。

从补药的意味上说，六味地黄丸“养”的力量更大，是更解决问题的“添柴加油”，有了“油”和“柴”之后的火苗，就不会出现蜡烛烧到最后时火苗突然变大变亮的情景。有经验的中医都知道，一个重病患者，到晚期如果出现了严重的阳虚状况，比如萎靡不振、思睡、体温偏低，虽然病情严重但是不难治，甚至可以通过“助燃”的办法挽回，但一旦出现了阴虚，一个因为衰弱一直无精打采的人，突然间变得很兴奋、亢进，话也多，人也突然变得烦热，脸色甚至都出现了少有的红色，民间称之为“回光返照”，往往是临终前兆了，类似蜡烛烧尽之前最后的亮光，治疗起来非常棘手。

这种虚热就是因为“肾阴虚”了，没东西可以烧了，像蜡烛烧到最后时，把所有的储备都用上，再灿烂一下而已。为了防止这个情况出现，就不能“助燃”了，而是“添柴”，至少先添上六味地黄丸这样普通的“柴草”，这就是补肾的第二个深度。如果仍旧遏制不住，六味地黄丸这种普通的“柴草”就不够了，需要改成耐烧的好柴，甚至需要用昂贵的红木做“柴”，这个时候，往往就是“肾精虚”的时候，是虚损最严重的阶段。

现在很多人为了减肥，不吃主食，这在营养学上是大错特错的，因为只要一个人活着，即便整天躺着，只要有呼吸、心跳，就需要热量供应。供给热量最直接、成本最低的就是粮食淀粉类食物，它们就相当于一般的“柴草”，很快就能着起来。如果你不吃主食，只靠牛奶、鸡蛋、鱼、肉之类的高蛋白食物提供热量，就相当于把“红木家具”当柴草烧，虽然红木是非常耐烧的，但对于维持一个基础生命来说，就很不划算。

这种不划算有两个方面，一个是经济成本高，一个是消化成本高，即便你吃得起，但消化的过程比一般“柴草”要耗能，就是不容易消化吸收。

这是从营养学的角度看，如果从补肾的角度看，这种“耐烧”的“红木”就是中医讲的“血肉有情之品”，是补肾精绝对离不开的，也就是补肾的最高境界，所谓“血肉有情之品”就是动物类药物，或者说动物蛋白，如阿胶、紫河车、龟甲、鳖甲、动物骨髓等都是中医能入药的食物，它们虽然不容易消化吸收，但吸收之后能“直捣”肾虚病所，是最高级别的补肾药。

中医补肾药中，有两种属于“峻补”的补肾药，看药名就能感觉其力度，分别是大补阴丸和河车大造丸，都是用于肾虚到极端、身体的“基础结构”出问题，比如已经因为虚而身体干瘦、腿脚无力、腰膝酸软了，这些都是基础结构受到了虚损的影响。

前者的组成是黄柏、知母、熟地黄、龟甲、猪脊髓，前两味药是清阴虚导致的虚火，针对的是虚火导致的盗汗、耳鸣，后三味药，特别是龟甲和猪骨髓，就是给已经要回光返照的虚火“添柴加油”。后者包括紫河车、熟地黄、天冬、麦冬、杜仲、牛膝、黄柏、龟甲，用了更加给力的紫河车，就是健康产妇的胎盘，和龟甲、猪骨髓一起，通过“加好油”，通过把“红木家具”当柴草，来逆转虚损严重的身体。

这种情况过去常见于痨病，就是结核病后期。因为结核病在过去是一种最为严重的消耗性疾病，对身体的耗损非常严重，耗损到最后，人的状况，中医形容为“精败”，面色黧黑、身体干瘦、萎缩、腿脚软得不能站立，形容这种病态为“羸弱”，羸弱的含义中，就包括了瘦削、单薄的意思，属于身体“基础结构”随肾精衰败而耗干了。

现在的药店里，都可以买到同名的中成药，仍旧可以用在一些慢性病的后期，如甲亢、糖尿病、肝炎甚至癌症等，也都是包含了猪脊髓的成分，无论是从这种药物的效验上，还是从上面的理论推演出来，生活中的各种骨头汤，其实就包含了补肾之意，是可以补肾的，而不仅仅是补钙的价值。

# 每个人的体内都有“肾虚”的部位

人们又会问了，肾虚到这个程度，按照中医理论已经很严重了，但很多被诊断为肾阴虚的人，那些吃六味地黄丸管用的人，并没有马上要命的意思呀？

说到这儿，还得再解释一下中医的“肾虚”概念。既然它不是定位的概念，不是肾这个“脏器”虚了，而是对一种功能虚弱的概括，那么，很可能你身体的整体还没有明显到“肾虚”的时候，但你的某个脏器，比如胃，已经因为之前常年的萎缩性胃炎，处于“肾虚”状态了，或者你的肠子因为常年的腹泻提前“肾虚”了，但从外表看，这个人可能仍旧没有明显地——毕竟不是每个脏器都衰老——退化到“肾虚”的程度。我们经常看到一些人，外表上看身体非常好，突然就被查出癌症了，大家都很意外。其实，这个癌症就发生在他身体的某个薄弱环节、某个“肾虚”的部位上。关于这一点，我们后面会详细讲述，癌变其实就是细胞的一种退化、返祖，而“肾虚”这种身体的退化、衰老，相当于返回到了初生时的“肾阳”初萌而不足的状况，也是返祖，正好是癌症细胞生存的环境。

我们单位传达室之前有位老大爷，身体特别好，以前是运动教练，年过六十了皮肤还像年轻人一样好，红光满面的，有一次体检居然发现是食道癌，而且人很快就没了。诊断之后他回忆过去，一直喜欢吃烫的、辣的食物，而这不仅仅是食道癌发作的外在诱因，更是食道癌发作的内在基础。

你想想，为什么他们喜欢吃热的、烫的、辣的？别人忍受不了的温度为什么他们觉得舒服？显然是身体里缺少热的东西，而这种感觉时常能帮助中医判断患者的病性和体质类型。我见过一个病例，是个老干部，发烧多日不退，西医的抗生素、中医的清热解毒药用了各种各样，还是每天发烧。这时候，家属请了个名中医来会诊，这个名医进门的时候，患者正在自己倒水喝。名医发现，他从暖壶里倒在水杯里的水，端起来就喝了，名医特意过去试了一下暖壶是不是保温，结果发现暖壶保温，而且水是很烫的。这么烫的水端起来就喝？就凭这一点，这个名医当时就判断，患者多日的高烧，绝对不是内里有热，绝对不能用清热药，只有体内大寒的人，才可能喜欢喝开水。于是就开了温补阳气的药物，发烧多日的患者通过吃补药，真的把不退的高烧降了下来。

食道癌发生之前，这类患者之所以都喜欢吃烫的食物，就是因为食道这个局部已经“肾阳虚”了。阳虚，火力就不壮，如果是整体阳虚，人就会畏寒、怕冷，就像老年人，普遍阳虚，所以老年人都比年轻人怕冷；如果是局部的阳虚，比如食道，就会出现食道的“怕冷”，就要用吃烫的、辣的食物来缓解，这就已经提示你需要补肾了。很遗憾，与之前的看门大爷一样，很多人没重视这个局部问题，一任虚损从局部到全身，从食道的“肾虚”到全身的“肾虚”，最终不治。而癌症发展到后期，患者普遍都会出现全身性的“肾虚”，他们在夏天都要穿很厚的衣服，手脚总是冰凉的。

现在研究已经发现，那些食道上皮已经出现癌变的人，通过服用六味地黄丸，癌变的组织可以逆转，癌症的端倪可以消失，癌症可以避免。所以，六味地黄丸已经是这类患者的预防用药了。为什么能有如此效果？就是因为六味地黄丸这类补肾阴的药物，可以从更深的层面遏制肾虚的进一步发展。不独食道癌前期，包括慢性肝炎、慢性胃炎，服用六味地黄丸都有预防癌变的作用，这也是很多有经验的中医支持的观点，主张过了40岁之后都可以适量吃六味地黄丸的原因。因为一个年过四十的人，很难说身上没有一点儿提前“肾虚”的部位，有的人是头发变白，有的人是时常腰酸，有的人是耳鸣……如果某个部位“肾虚”严重，包括那种补肾的“最高境界”——河车大造丸之类的药物，也同样可以服用。

## 喜食热物者、过食寒凉者都要提前补肾

在食道癌的发生中，不吃烫的、辣的东西，只是避免了这些刺激性食物对上皮的伤害，只是规避了食道癌发作的诱因，但是，喜欢吃烫的这个喜好，其实已经是内里虚寒的病理性表现，是食道癌发生的内因。单纯地把引起食道癌的外因去除了，还远远不够，还需要从根本上给已经开始“怕冷”的食道补补火力，壮壮阳气，可能就能避免食道癌的发生。

这一点，已经被中医研究者证实。他们发现，当食道的上皮发生癌

变前期，及时服用六味地黄丸，可以遏制甚至扭转癌变的进程。这种情况可以推而广之到总是觉得肚子怕冷，吃了冷饮就胃痛、泻肚的人，其实他们的胃肠也已经出现了“肾虚”的趋势。我听说过一个病例，是个年轻姑娘，才二十多岁，却得了结肠癌。一般情况下，结肠癌还是有家族史的，特别是年纪轻轻就发病的人，遗传的可能性很大。但是，她的整个家族都没有这个问题，为什么她才二十几岁就罹患了呢？细究她的生活习惯才知道，她是无凉不欢的，每天都要吃冷饮，她说这是她从小养成的习惯。她之所以早早患癌，就是这个恶习所致，等于生生用冷饮把肠道吃得退化了，吃得“肾阳虚”了，癌症就是在这个基础上发生的。

“文化大革命”的时候，对中医的研究曾经很热过一阵子。那时候，有人做实验发现，那些胃里总觉得凉，吃冷东西就难受的人，当把探头放在胃里时，他们的胃温度是偏低的，明显地比正常人低。

相对人类36℃的恒温体温来说，低体温就是退化，因为人类就是从低体温动物进化过来的，一旦出现体温的下降，就是返祖、退化。如果这个低温发生在局部，那里就是“肾虚”无疑，也就是癌症的易患之处。所以，为了防止这种“肾虚”继续恶化，返祖为癌症，不能仅仅是保温，还应该有更加积极的预防方式，这就是补肾，六味地黄丸及更加适合自己的补肾方药都是必需的。

我身边有个例子，男性，四十多岁，患有“慢性萎缩性胃炎”，因为担心自己的胃炎发生癌变，所以一直吃六味地黄丸。他在30岁的时候就已经满头白发了，之前一直染发，所以也看不出到底白成什么样。后来有一次染发过敏，差点儿住院，从那时起，为了保命，再不染发了。后来他发现，自己的白发居然慢慢变少了，至少没有随年龄的增长而增加，头发显得比以前还黑！这就是六味地黄丸的功劳。其实他的白发和胃炎的原理是一样的，都是因为“肾虚”，不同部位的“肾虚”改善了，白发自然也就变黑了，也算“买一送一”的意外收获吧。

我们其他人也一样，所不同的是，你可能为了白发变黑吃六味地黄丸，没准儿也就对一直不知道的胃炎有了治疗效果，或者总是怕冷的肠道也悄悄有了活力……毕竟年过四十的人，不太可能全身都毫无虚损，多多少少会有提前“肾虚”的器官和组织。

## 最及时的补肾从25岁开始

既然肾虚是虚损严重的关口，那么，什么时候开始补肾是最合适的呢？很多人发现自己记忆力下降、头发白了的时候开始吃补肾药物或食物，但经常会感觉无效，为什么？最关键的原因是为时已晚了。

有研究发现，90岁时，大脑重量较20岁时减轻10%~20%，造成重量减轻的原因，主要在于神经细胞的丧失。按照脑细胞的发育规律，胎儿时期神经细胞的数目已经与成年人相同，出生后到10岁，脑量的增多主要是神经细胞体积变大和树突增多、加长，20岁以后，脑细胞就开始减少，最终导致脑重的减轻。另外一个重要的器官是心血管系统，到了老年，心脏体积增大，这是由于胶原纤维增加而使瓣膜与心内膜加厚，与此同时，心肌纤维内开始有脂褐质沉积，这是由蛋白与脂类结合而成的不溶性色素颗粒，类似我们长在脸上的斑点，从20岁开始逐年增多，重量约占心肌总重的1/3，所以又称“老年色素”，同样影响心脏的功能。

也就是说从25岁左右开始，脑细胞的发育到了顶峰，但从这时就开始走下坡路，换句话说就是成熟的那一瞬就是衰老开始的一瞬，因此，真想及时到位地补肾，要从25岁前后就开始，这样可以使脑细胞在鼎盛阶段多维持一段时间，也可以使衰老晚到来一点儿。如果你更希望用食物来补肾、补脑，那么所有补肾的饮食都应该在年纪轻轻时就形成习惯，这样的保养才能使你的容颜和头脑老得晚一点儿。

针对及时补肾这一点，有几条具体建议可以给大家：每天喝茶时，泡十几粒枸杞，喝到最后把枸杞嚼碎吃掉。

关于枸杞，有很多传说。相传在北宋，有位朝廷使者看见一位十六七岁的姑娘，手执竹竿正在追打一个白发苍苍、弓腰驼背的八九十岁老翁。使者拦住她责问为何这样对待老人，那姑娘回答：“这人是我的曾孙。”使者惊讶道：“那你为何要打他呢？”答曰：“家有良药他不肯服食，年纪轻轻就这样老态龙钟的，头发也白了，牙齿也掉光了。”使者又问：“你今年多少岁了？”姑娘应声说：“我今年已有372岁了！”使者听后忙问有什么方法可以高寿。姑娘说，就是常年服用一种叫枸杞子的药。

传说虽然有夸张，但《本草纲目》中关于枸杞能强身的药方确实多达33条，葛洪、陶弘景、孙思邈等历代医学界的老寿星，都喜欢用枸杞，民间把它叫作“却老子”，意思是能远离衰老。

枸杞的补肾作用很和缓，因此适合长期服用，也必须长期服用。我本人有一个经验，因为在电脑前工作，用眼过度，有一段时间眼睛干涩得厉害，有时候眨眼都困难，就决定先用枸杞试试，无效再去医院检查。于是，每天泡茶的时候扔进十几粒枸杞，最后把泡得没什么味道的枸杞嚼碎咽了，就这么坚持了两三星期，干涩的现象一点儿都没有了。从那时到现在，我每天喝茶必放十几粒枸杞，枸杞和茶叶在我们家是放在一起的，就是为了养成习惯，能坚持。

除了枸杞，核桃和黑芝麻也都是补肾的，而且现在研究发现，核桃和黑芝麻是对预防痴呆最有效的食物，两者都是入肾经的，所以可以坚持吃。

用你的手攥一把核桃，能攥多少是多少，这就是你吃的量，这个衡量标准来自营养学，为的是防止坚果吃得过多使人发胖。因为核桃的脂肪含量很高，如果你过量吃，是会吃胖的，而对于补肾健脑来说，每天一小把，只要坚持，已经足够了，也没有发胖的危险。

芝麻可以吃，我推荐黑芝麻酱，因为它佐餐方便，早餐时抹在馒头或面包上，美味的同时，很温和地补了肾、健了脑。

## 老人是本书，但只是一本书

有俗话说：每个老人都是一本书。这话不假，活了一辈子的人，人生经验自然很丰富、宝贵，后人如果能掌握这些前人经历过的经验，可以少走很多弯路，他们确实是一本“人生教科书”。但是，是书就有局限性，更多的是做参考。所以，上了年纪的人如果重新出山，一般做“顾问”更好，这些都意味着他们的经验可以帮助年轻人做决策，但不太适合自己做决策，不是因为跟不上时代潮流，而是从生理上，从器官组织的进化角度上看，老年人的一些功能已经退化了。

人的记忆分“外显记忆”与“内隐记忆”，如果从学术角度解释，这两种类型的记忆有几点不同：第一，思维加工的深度对“外显记忆”有非常明显的影响，而对“内隐记忆”效果并没有影响；第二，“内隐记忆”随时间延长而发生的消退较少，而“外显记忆”则消退较多；第三，“要记的项目越多，越不容易记住”这个特点，更多体现在“外显记忆”上，“内隐记忆”与此关系不大。

综合这些特点，通俗一点儿讲就是，“外显记忆”是通过后天的主动学习获得的，而“内隐记忆”很多是下意识中慢慢积累、掌握的，甚至可以说是一种本能的记忆能力。

这两种记忆的发育是不同的，“内隐记忆”出现得很早，而且到了晚年还保存着；但“外显记忆”则相反，出现得晚而衰退得早。这是因为保持“内隐记忆”的大脑结构是“视觉区”，出现得较早，而决定“外显记忆”的是额叶，前面说了，额叶是大脑中最晚成熟的组织，所以额叶自然也最先衰退，因此，它主管的“外显记忆”也就比“内隐记忆”消失得早。

这些特点表现在老人的记忆上就是，那些通过后天学习获得的知识、能力，会随着年龄的增长而逐渐减弱或消失，让他们重新通过学习、掌握新的知识基本上不可能，这就是老年人的普遍特点，他们的“外显记忆”会随年龄增长而减退。

但是，有些记忆是始终不忘的。比如有媒体报道过一对同样罹患了老年痴呆症的夫妻，他们对身边的所有事物都记不住、分不清了，唯独互相记得彼此，于是这也成了讴歌爱情的理由。如果从发育角度看，这种互相的记忆不是靠学习，而是在本能中形成的，属于“内隐记忆”，确实是可以相伴一生的。

那些通过本能掌握的知识、能力，是不会随年龄的增长而改变的。比如从小就会的东西，从小就有的记忆，这些都属于“内隐记忆”，所以，即便这个人老了，甚至痴呆了，这些记忆仍旧可以是正常的，还记得小时候的伙伴，甚至家里的样子。但是，他们可能记不住今天中午吃了什么，甚至不会用钥匙开门，因为后者是通过学习掌握的“外显记忆”。

随着人类寿命的延长，老年痴呆症（现在也称“失智症”）患者越来越多见，但是，同样罹患痴呆、失智，可能随每个人智力能力的不同，表现程度，甚至被及时发现的可能也不同。有神经内科医生深有体会地说，很多一直从事脑力劳动、靠智力吃饭，而且年轻时很聪明的人，虽然也难免患上老年痴呆症，但发现起来往往更迟，这可能就是因为他们拥有智力的优势，通过本能而掌握的“内隐记忆”更多、更丰富。因此，即便“外显记忆”已经受损，但因为“内隐记忆”足够强大，综合在一起，与那些智力平平的人相比，仍旧显不出傻，觉察不出痴呆。所以，当他们被发现痴呆时，往往程度已经很重。

在事情的决策中，通过后天学习获得的“外显记忆”起决定性作用，因为它们比基于本能的“内隐记忆”更高级，而这种记忆，到了老年就欠缺了。因此，在社会生活中，老年人与年轻人最好的合作办法就是借鉴老人的经验，认真读懂老人“这本书”，但最终的决策还是需要年轻人或“外显记忆”没有受损的人来做，这样才更能保证事情的成功。

# 身体虚不虚，脸能告诉你

女　人　体　虚　先　变　丑

脸盘娇小、鼻梁挺括、嘴唇丰满、下巴尖俏……这些都是美人必备的条件，它们的形成，是因为在胎儿形成过程中，基因得以最充分的表达，将人类进化的成果体现到了极致。作为对照，不妨看看猩猩这个人类的“近亲”：硕大的脸盘，塌陷的鼻梁，干薄的嘴唇，以及窄窄的下巴——它们要比人类低级很多。

值得一提的是，样貌这种看似先天的构成，其实是可以被后天决定的。如果虽然一个人有能成为美女（男）的基因，但生活贫困，营养不足，这样的后天状况下，再好的基因也只能表达出一部分。这也是为什么中国古代的美男美女，要么出自富裕家庭，要么生在富饶之地。包括现在，即便是同一种族的人，文明程度高的国家或地区，就比文明程度低的国家或地区的人，长得好看、顺眼。

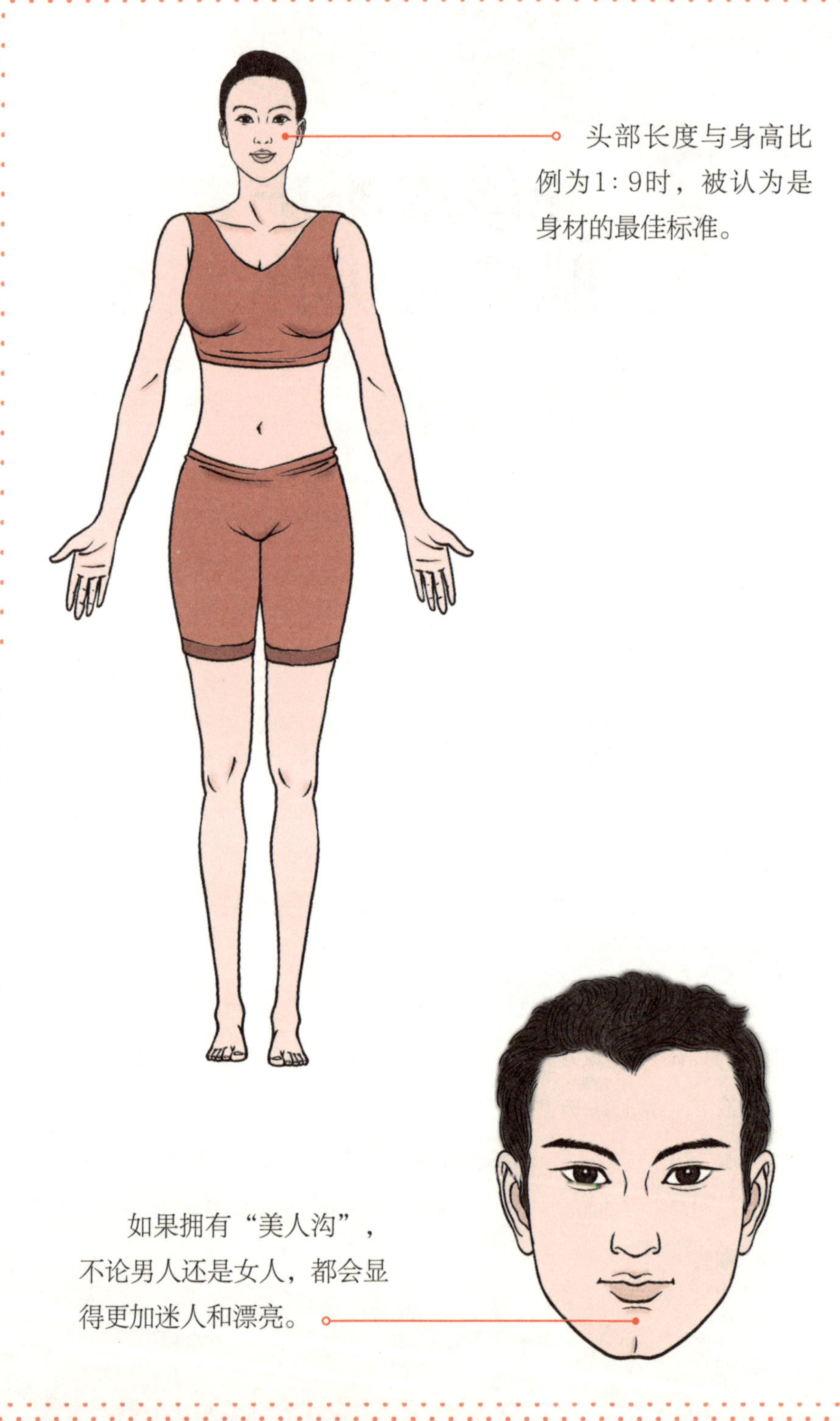
头部长度与身高比例为1∶9时，被认为是身材的最佳标准。
如果拥有“美人沟”，不论男人还是女人，都会显得更加迷人和漂亮。

## “小脸”造就“九头身”美人

我有个朋友，生了个女儿，她告诉我，从女儿出生开始，她就很关注女儿睡觉的姿势，一定要把孩子矫正成侧卧位，因为只有这样，孩子才不会把头睡扁，才能把脸睡小。为了这个目的，她特意买了矫形枕，期待自己的女儿能睡出小脸。

之所以如此，是因为“小脸美人”现在流行，影视圈走红的女性大多是小脸。据说这是当初她们入行的优势，因为摄像机镜头会把人的面部放大 1.5 倍，那些生活中看似正常的人，上镜之后就显得很胖。因此，要想镜头上很美，有偶像效果，生活中一定要瘦，脸要小。

这一点，渐渐被生活中的人们重视，不独影视圈，“小脸美女”“九头身”也逐渐成了普通生活中美的标准。“小脸美女”者如章子怡、林志玲，“九头身”美男则去看韩国的男星，从老牌的裴勇俊到现在的金贤重，都是脸只有巴掌大，所谓“巴掌脸”。偏小的面部、头部，才能使后者与身体之间形成1∶9的最佳比例。

当然，这种小脸之美还包括了五官的协调，美容研究者于是得出经验：

1. 发际到眼角的距离 = 眼角到嘴角的距离。

2. 发际到眉梢的距离 = 眉梢到鼻翼的距离。

3. 鼻翼的宽度 = 双眼的宽度。

4. 嘴宽稍大于眼间距。

5. 眼间距 = 眼睛的宽度。

6. 眉梢在眼梢与鼻翼的连接线上。

无论是小脸，还是上述标准，其实主旨都是强调面容线条的紧致、五官的紧凑，而这些，其实是进化过来的。

从进化角度说，小脸的确是人类进化过程中最理想的状态，所以人们才想方设法地效仿，向进化最完善的榜样靠拢，于是很多人做下颌角的“削骨术”，给相对粗壮的咬肌注射“肉毒素”，通过肌肉的萎缩使面部变小。凡此种种，都是追求社会上的审美标准。事实上，与其说“小脸之美”是审美结果，不如说也是健康标准，因为与面部一起进化好的，还有身体和健康。

从胚胎的形成来看，人的面部的形成遵从的是“中线原则”，就是五官从外向中线方向靠拢，逐渐长成现在脸的样子。

如果能看到胚胎前几周的样子，可以发现，最初的时候，胎儿的两只眼睛是离得很远的，随着母亲怀孕月份的增加，双目开始向内侧靠拢，原来分成两边的双侧鼻窝，也开始彼此靠拢，逐渐地形成一个鼻突，再向下方迁移而与上颌突愈合，逐渐形成鼻梁和鼻尖，上部则发育为前额。胎儿大概在8周末的时候，人形逐渐形成了，脸的大小也在这个过程中确定了，发育得越好，向中线靠拢得越好，脸自然就形成得紧致、娇小。

这种小脸的美男美女，现在都喜欢戴一种有框的眼镜。那种眼镜是黑粗的框，戴在脸上，显得五官更加小，使得他们的“巴掌脸”更加楚楚动人。我们形容他们也多用“长得标致”这句话。所谓“标致”，一定包含精致的含义，绝对不能粗线条地过于庞大，所以大脸盘始终不是审美的最高级别。你也可以看看猩猩，它虽然是与人类最接近的物种，但进化得远不如人类，所以猩猩的脸比人类大得多，从正面看过去，头部全部隐藏在脸后面，是典型的“小头大脸”。

## “V形脸”比“国字脸”更顺眼

20世纪70~80年代，中国改革开放前，经济还不发达，那时候的电影就那么几部，如《金光大道》《甜蜜的生活》，剧中的男女主角都是当时的美男美女。我至今记得的是王心刚、李秀明等，他们也曾是那个时代的偶像。现在想来，他们的面形都是“国字脸”，包括那时候的女明星，不像现在这么讲究“V形脸”。

前一阵子很红的《甄嬛传》《陆贞传奇》，抛开情节不说，不得不承认的是，现在真是美男美女遍地，而且越来越美，远比过去的明星

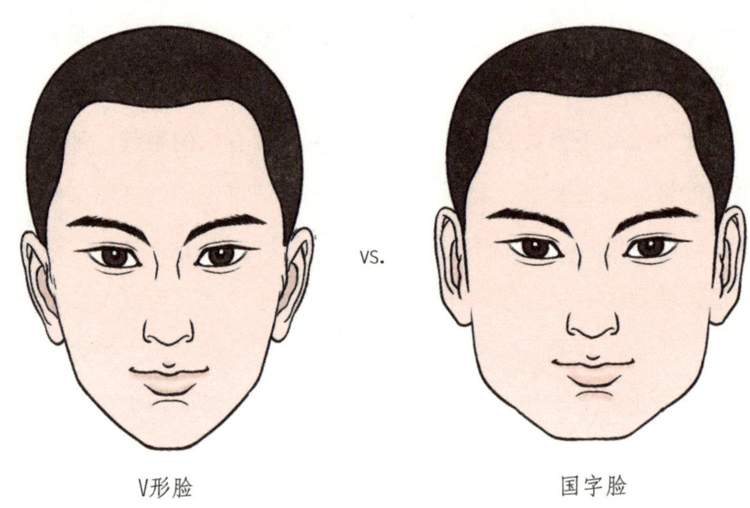

V形脸　　国字脸

好看。仔细一比较就能看出区别，现在是“V 形脸”，过去是“国字脸”。很明显，“V 形脸”已经胜过了“国字脸”，而且前者看着更顺眼，显得人更精巧。为什么会有这样的审美变化？因为经济发达了、生活好了，脸形也会随之变化。这个结论不是我下的，而是考古研究中得出的。

人们在考古中发现，人的下颌角的角度，是随着进化改变的。北京猿人的下颌角的度数是 102.5 度，旧石器时代人的下颌角是 118 度，到了现代人，扩大为 123 度。也就是说，现代人下颌骨的走向向下发展了，这就使现代人的面庞，从过去的线条过方，变得长圆，向柔和方向改变了。

这一点可以在男女之间做比较。一般情况下，“国字脸”的多是男性，因为男性需要的食物多，咀嚼的机会也多，所以，他们的下颌骨比同时代的女性要发达，脸庞的线条也就变粗硬了。

下颌角度的改变，与人类饮食结构的变化有直接关系。在茹毛饮血的时代，饮食肯定是粗糙的，为了撕咬、咀嚼食物，牙齿、下颌要承受很大的压力。我们现在经常要拔掉的“智齿”，在那个时候是有作用的，它也叫“第三磨牙”，粗糙的食物需要它的精细加工才能下咽。逐渐的，食物加工水平发展了，食物变得精细了，人们不用全部借助牙齿，“第三磨牙”的作用逐渐丧失，变成了一个功能不全的废物。所以，口腔医生一般都建议，在适当的时候，智齿还是拔掉的好，留在那里没有作用，却是一个慢性炎症的隐患。

和“智齿”一样的就是下颌骨，智齿失去用武之地的同时，下颌骨也随着退化，从过去的粗壮有力，变得纤细了。这就使现代人的面容从过去的四方脸、“国字脸”向“V 形脸”变化。而“V 形脸”的同时就是下颌尖俏。这一点从我们的影视作品中也可以看出趋势，现在的演员造型，不仅讲究小脸，还要求“V 形脸”。

最近，韩国整容医生在国际权威杂志发表了“最具魅力的脸形”，研究者根据对全球各国共 63 名最漂亮的各种肤色女艺人脸形的分析，合成了各种族最具魅力的美人脸形，合成这些脸形时采用的演艺人脸形有黑人 13 名、白人 16 名、中国人 20 名、日本人 14 名。中国美女脸形采用了演员巩俐、汤唯等，日本人则采用了歌手安室奈美惠，演员泽尻绘里香、苍井优等的脸形。最终使用电脑合成的“标准美女脸”结果，虽然人种不同，但这五种脸形有个共性，都是尖尖的下颌，基本上都呈“V”字形。也就是说，她们的下颌骨的角度都比较大，而且骨头纤细，这样的脸形看起来才柔美可人。

“V 形脸”和“国字脸”相比，其实就是一些器官组织的退化带来的结果，这里退化的是下颌骨，是咬肌。看起来不是什么好词的“退化”，在造就美的过程中是离不开的。不独面部，身体很多部位的退化

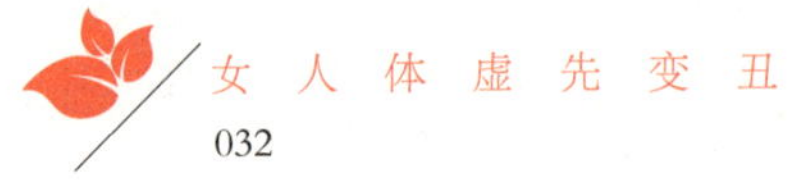


也是现代人追求美时必需的代价。

但是，再漂亮的“V形脸”，到了一定年龄也会变得方正一些，不再像年轻时那么精致了，首先是因为吃了几十年的干饭。这不是玩笑话，几十年进食过程中咬肌是必须使用的，与此同时，下颌角也随着咬肌的牵引，角度逐渐变小，下颌逐渐变平，这些都使得过去年轻时的V形脸，在上了年纪之后，向方脸的方向变化。

我认识一个整形医生，每天都接触各种要求通过整形使自己变美的人，其中有个女性，总觉得自己的小腿粗，一直想找他打“肉毒素”。肉毒素就是常说的“瘦脸针”，确实可以使粗腿变细，因为肉毒素可以阻断神经和肌肉之间的信号传递。也就是说，打了肉毒素之后，你的肌肉就不再受神经指使了，即便神经发出“运动”的指令也无济于事。这种针打在脸上，面部的表情肌就麻痹了，不运动，久而久之就萎缩了；打在小腿上，小腿上的腓肠肌也就不运动，至少对运动不利了，逐渐的，这块使你的小腿显得粗壮的肌肉就萎缩了，腿自然变细了。

很凑巧的是，在她刚准备注射的时候，突然发现自己怀孕了，自然不敢再打。等她坐完了月子，再想去打时，意外地发现小腿已经变细了！为什么？因为坐月子期间她的运动很少，腿部肌肉已经萎缩了。而这种性质的萎缩，常常是现代人追求审美时需要的效果，比如，运动少了，不再依靠体力谋生，人的骨架也变得纤细了，这样的人穿衣服的效果就比粗壮者好很多，瘦长的体形更符合现代的审美……凡此种种，人的审美是随着社会的变化、生活的改变而改变的，美的标准与生活，其实是互相造就的。

# “樱桃小口”是进化出来的

首先要说的是，“樱桃小嘴”指的是口裂小，并不是嘴唇薄，相反，嘴唇丰满的“樱桃小口”才是美的关键。

这一点仍旧可以看看与人类关系最近的猩猩，它们的嘴唇很薄，但口裂很大，与人类崇尚的“樱桃小口”形成鲜明对比。人类认定的美的嘴形，有两大特点，一是口裂小，二是嘴唇丰满，这两点都是进化出来的。

前面说了，面部的形成是器官在胚胎期从两边向中间靠拢，而嘴就是靠拢之后的结果。发育时的能量越足，靠得越紧，脸也就越小，口裂自然也就越小。

世间万物，无论是动物还是植物，最根本的目的都是繁殖下一代，延续自己的物种，而它们的进化永远遵守一个规则：对繁殖有用的，最终才会留下来，否则就要在进化过程中逐渐废退。比如人身上的阑尾、尾骨等都是因为作用逐渐丧失，结构也就逐渐萎缩了；而这个“有用”，是围绕便于繁殖为中心的，所以花朵是一株植物中最显眼、最鲜艳的部分，就是因为那是植物的生殖器官，必须鲜艳才能招惹蜜蜂为其传媒授粉，延续后代，而人类嘴唇的价值也在这里。

嘴唇实际上是口腔黏膜的延续、外翻。猩猩也有嘴唇，但很薄，它的作用就是在进食、喝水时帮助摄取，嘴唇对于猩猩这类相对低级的动物，是没有性暗示效果的，所以也没必要进化成人类看着顺眼甚至有诱惑力的丰唇了。人类就不同了，围绕着生殖这个生物本能，嘴唇被赋予更丰富的意义，它是一面反映生殖器状况的镜子，因为二者厚度相仿，性兴奋时都会肿胀变红，这是人类直立之后，向异性传递性信息的最好信号。所以，女性化妆的一个要点就是嘴唇，丰满红润的嘴唇更性感，而一些挑逗异性的姿势中，女性无意中舔嘴唇的姿势，被认定是最撩人的，无非都是对嘴唇这个部位的强调。

人类的嘴唇既然承担了性信号的作用，当然也有衰退的问题。观察一下就会发现，即便年轻时有诱人的丰唇，到了老年时也会逐渐变薄，这是生殖阶段结束，进入衰老的信号。此时，作为性信号的嘴唇自然没了用武之地。

现在有个很流行的词叫“萌”，是形容一个人比实际年龄要小、要年轻，“卖萌者”除了表情上装得很“二”之外，还有一个特点，就是要有婴儿一样柔嫩丰满的嘴唇，肉嘟嘟的，非如此就难以诱人。而好莱坞的安吉丽娜·朱莉、亚洲的舒淇，被美国一家权威时尚杂志认定拥有最性感的嘴唇，她们嘴唇的共同特点就是足够丰满、肉感。

这种性感的嘴形和中国传统喜欢的“樱桃小口”的区别，只是她们的嘴唇因为丰满而更具主动性，甚至攻击性，所以是一种张扬的性感，“樱桃小口”则相对被动，只是展示了自己在进化过程中的优势，并没有强调丰唇，这一点与中国传统对女性的认知和限制有关系，但在进化的选择标准上，却是同一的。

# 性感的红唇多是肾阴虚

好像是最近，时尚造型界突然兴起了化很浓很浓的红唇，比如之前陈凯歌导演的电影《搜索》，高圆圆扮演的那个角色，就以红唇示人。之前看东方卫视的《中国梦之声》，在给“全国十强”歌手造型时，好几个女歌手化了很红的嘴唇。这些看上去醒目甚至有惊艳效果的红唇，止于造型之美，如果从健康角度上说，这种超过正常的鲜红、浓烈都是病态，因为中医对肤色、唇色等都有过指导性的标准论述。《黄帝内经·素问·脉要精微论》提出，“夫精明五色者，气之华也。赤欲如白裹朱，不欲如赭；白欲如鹅羽，不欲如盐；青欲如苍壁之泽，不欲如蓝；黄欲如罗裹雄黄，不欲如黄土；黑欲如重漆色，不欲如地苍”。其中提到的红色，应该是白色的绸缎裹着朱砂的含蓄感觉，而不是光艳逼人的鲜红。其他四种颜色，也推崇的是亚光感觉，过于鲜艳、直露的颜色，都是精气外泄的结果。所以，无论是唇色还是舌色甚至是面色，过于鲜艳的红色，只有在阴虚的状态下才会出现。

前面说了，气虚控制不住，进一步发展，会转入“阴虚”。这个时候，除了功能弱，而且还加上了消耗增加的问题，很多消耗带来的问题都可以从外表看出来，首先就是嘴唇颜色红艳，不仅嘴唇，舌质也会红，因为能量代谢过旺，水被烧得少了，甚至干了，人上了“虚火”，黏膜的颜色就会变红。所以，过于鲜艳的红唇不是健康之色，而是阴虚的征兆。

我见过一个很漂亮的男患者，坐在候诊室里非常显眼，就是因为他嘴唇很红，同时，眼睛特别有神。那时候，我还是实习医生，还不知道那种外露的眼神和红唇一样，都是能量消耗太大之后的阴虚之相，他是因为消耗太大而伤阴了。

阴之于心神，就像后者的房子，人在入睡的时候，心神要回到阴血里面去，如果消耗太大，阴被耗干了，心神没了住处，四处溜达，这个时候，人就要失眠了，而这个“红唇美男”就是来看失眠的。当时带我的老师给他开了滋阴的药物，是张仲景的“黄连阿胶汤”，里面有黄连、黄芩、芍药、阿胶，还有两个鸡蛋黄。其中前三味药都是清虚火的，阿胶和蛋黄都滋阴，这个药专门治疗因为阴虚导致的失眠，其中补阴药功不可没。

这种因为阴虚而失眠、心烦的人，还有一种中成药可以服用，就是“天王补心丹”。中医治疗失眠的常用中成药有三种，分别是“天王补心丹”“朱砂安神丸”和“柏子养心丸”。“天王补心丹”主要针对的是因为阴虚导致的心悸失眠、虚烦神疲，而且会有手足心热，甚至口舌生疮的虚火问题。“朱砂安神丸”主要适用的不仅有失眠，还有人一惊一乍的，白天也很难安静，这个药镇静的作用比较大。“柏子养心丸”侧重治疗心气虚的失眠，这种人不仅失眠，而且特别胆小，身边稍微有点儿响声就吓一大跳，心悸、心慌状态会持续很久。

# 特别容易“上火”的人要补肾阴

我遇到过一个病例，是个女性，身体偏瘦，嘴唇也偏红，她特别容易上火，吃点儿饼干、干果、煎炸的食物就要起口疮，最严重的时候不仅不能吃，有时候路边有卖炸鸡的摊位，她从那个摊位边上走过，就会嗓子疼，连闻都不能闻。为此，她吃过很多去火药，牛黄解毒片之类的是必备的，但是不管用，最多是吃的一瞬间，因为药物的凉性经过嗓子稍微好一点儿，第二天照样上火。

她真的有这么多火可上吗？其实不是，她的本质是阴虚，因为阴虚，阳气稍微多一点儿就超过了阴所能平衡的限度，就构成了“火”。这类人如果只去火，不可能解决根本问题，而是要滋阴，得把水补足了，再遇到热的东西就可以找平衡了。

我建议她多吃银耳，另外，平时可以用乌梅、麦冬泡茶，这两味药组合在一起，一个是酸味的，一个是甘味的，正好体现了中医说的“酸甘化阴”。酸味和甘味的药物合在一起，可以化生阴液，从而起到滋阴的效果。天气干燥的时候可以用沙参、玉竹炖鸭汤喝，沙参和玉竹这两味药也是滋阴的，鸭肉是肉类里性质最凉的。

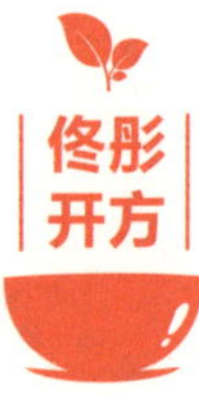


**沙参玉竹炖鸭汤**

**材料：**沙参、玉竹各15克，鸭子1只，盐少许。

**做法：**将沙参、玉竹、鸭子一同加水炖煮，不要加姜、葱等，炖至鸭肉熟烂，放少许盐即可。

“上火”是中国人特别能自己做主的一个医学概念，也是误区最多的一个。其实，真正的上火需要一定的体质基础，比如大小伙子，能吃能睡，偶尔因为加班、熬夜或出差，有什么突发的刺激，平时很少吃的辣一下吃多了，总之，是生活的节奏、饮食的内容、心情突然被打乱、改变了，这个时候出现的长口疮、痤疮、嗓子疼、大便干等才是上火。

如果是慢性的口腔溃疡、慢性的痤疮、慢性咽炎、习惯性的便秘，一定是虚性的，肯定不是上火，而是由气虚或阴虚引起的。阴虚者就如上所述，这种因为阴虚导致的嗓子疼，如果上述食物不能解决，可以吃六味地黄丸或知柏地黄丸，总之都要在滋阴的基础上再去火，否则不可能解决根本问题。

比如，复发性口腔溃疡，如果人也偏瘦，可以用六味地黄丸的水丸，含在嘴里，让药丸尽量多地贴在口疮溃疡面上，一来药物可以通过口腔黏膜吸收，二来也是对疮面的局部上药。如果不仅有口疮，舌质、口唇的颜色还偏红，可以将六味地黄丸改成知柏地黄丸，方法同上，清虚热的作用更大些。

# 鼻梁挺直是进化的硕果

在容貌中起决定性作用的还有鼻子。

中国传统审美讲究鼻梁要挺起来，非此，不仅难成美人，而且甚至还会成为缺陷。这种我们俗称的“塌鼻梁”，是有学名的，或者说是有病理名称的，叫“鞍鼻”，就是形容鼻子塌陷着，看上去像马鞍一样。

如果是轻度“鞍鼻”，只是鼻梁低而鼻尖大多还有一定的高度向上翘起。到了中度“鞍鼻”，鼻背明显凹陷，鼻根部宽，两鼻孔朝天，鼻的长度较短。如果是重度“鞍鼻”，鼻背则会凹陷严重，几乎无鼻梁，外鼻骨性结构，鼻中隔软骨以及鼻腔黏膜均有畸形。这种人很容易在鼻子上出现问题，比如各种鼻炎、鼻窦炎，经常鼻子出血……没办法，先天没长好的原因。而这只是单纯的鼻子本身的问题，更大的问题是和鼻子发育同时出现的基因缺陷。比如，我们常见的“先天愚型”，医学上也称“21 三体综合征”。这是一种常染色体病，病因是胚胎体细胞多了一条 21 号染色体。最典型的就是残障指挥家周舟，还有著名演员王铁成的儿子，他们的面容特点之一，就是鼻梁塌陷，两只眼睛离得很远，看上去就有愚钝的感觉。而从“中线原理”上说，就是在发育过程中，没能足够地向中线靠拢导致的。

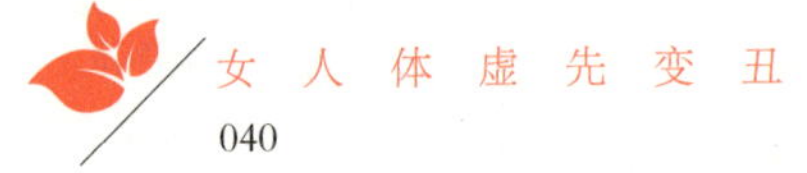


所以，中国传统上很看重鼻子的高挺。很多孩子刚出生时没有鼻梁，家长都很着急，想用手捏起来，其实，这是捏不起来的，也不用着急，孩子的鼻子一般会逐渐挺起来，如果真是塌鼻梁，捏也无济于事。

人们之所以把鼻子看得这么重，有个没有意识到的原因，就是鼻子是人类进化的成果，是进化高级的产物。前面说过，人的进化，身体的形成，遵循的是“中线原则”，眼睛等器官在胚胎时期从两端向中间靠拢，越来越靠近中线，而鼻子就是中线的最中间，靠拢得好，而且有余力，鼻子就会变得直挺，这也是美人必需的标准之一。反过来，可以看看猴子、古猿的样子，它们的鼻子都是塌陷的，因为它们远比人类要低级。

## 怎么会生出“塌鼻梁”的孩子

现代研究发现，包含“塌鼻梁”在内的先天畸形，和父母生育的年龄过大有关系，父母年龄大，特别是母亲年龄大，是发育不完全的先大缺陷最高发的原因。

因为母亲生育时用的卵子，从一落生就已经带在身上了。如果母亲25岁生育，她的卵子就和她一样年轻，如果她到了40岁才生孩子，她的卵子就是一个40岁的老卵子了。在这40年中，她的卵子和她一起受到空气污染、辐射、病毒等各种外在伤害而老化或畸变。这样的卵子繁育出的孩子自然和年轻卵子繁育的后代在质量上有差距，就算母亲原本身体很好，也算是“强弩之末”了。所以，现在对高龄孕妇，一定要通过抽羊水的方式做羊水细胞或绒毛细胞染色体检查，进行产前诊断，为的就是防止先天畸形的出现。

从中医角度讲，人上了年纪，首先会“肾虚”。中医所谓的“肾虚”，其实就是身体的能量不足了、老了，母亲的能量不足，直接影响孩子基因的完好，或者说基因没有足够的能量来促成其完好地表达，表达过程会出错，这个错误就是进化不完善。

而塌鼻梁、两眼间距过宽之类的面容，是胚胎期发育的一个中间阶段，也是没有进化成人的猿人、猴子才有的特点。从这个角度上说，高挺的鼻梁不仅是发育完成很好的结果，也是身体健康状况的一个表现。

除了父母的年龄，还有什么外因会使母亲生下一个“塌鼻梁”的孩子？最关键的一个因素就是酒精。

塌鼻梁的孩子和一种叫作“酗酒胎儿综合征”的疾病有关系，这种孩子有其典型的表现：体重低，中枢神经系统发育障碍，面部很怪，前额突起、眼裂小、斜视、鼻底部深、鼻梁短、鼻孔朝天、上口唇向里收缩，还有心脏及四肢的畸形。具体到鼻子肯定是个塌鼻梁，只是和塌鼻梁同在的，还有更加严重的问题。而这些，都与母亲怀孕时过度饮酒有关系。因为胚胎发育的过程中，胎儿的神经系统就一直在发育，无论什么时候饮酒都会对胎儿的神经系统造成损伤，而怀孕头三个月和六个月后，尤其要注意。因为怀孕的最初三个月，是胎儿形成的重要阶段，如妊娠早期饮酒，胎儿的大脑细胞分裂受阻，易导致中枢神经系统发育障碍，将来会智力低下。即便饮酒没能造成智力的问题，但在这个过程中，也正是胎儿的面部完成向中线靠拢的过程，酒精的损伤，会打断或影响这个发育过程，使之停留在中间的某个阶段，如果停留在鼻子形成的过程，就可能造成鼻梁停滞在塌陷位置，使母亲生下一个塌鼻梁的孩子。而更加重要的是，塌鼻梁只是外在的形象改变，与此同时受到影响的肯定还有那些不一定可以发现的问题，比如神经的发育。所以，酗酒或经常饮酒的母亲生下的孩子，出现精神疾病的可能就远比其他母亲要高。

即便不饮酒，怀孕的前三个月也是关键期，这个时候需要精良的食物供应，不在数量而在质量，其中叶酸就是一例。孕妇对叶酸的需求量比正常人高 4 倍，怀孕早期是胎儿器官系统分化，胎盘形成的关键时期，这时如果缺乏叶酸，可导致胎儿畸形，最常见的有神经管畸形、无脑儿、脊柱裂。到了孕中期、孕晚期，除了胎儿生长发育外，母体的血容量、乳房、胎盘的发育使得叶酸的需要量大增，如果叶酸不足，孕妇易发生胎盘早剥、妊娠期高血压病、胎儿早产和出生低体重等。这样的胎儿在出生后，生长发育和智力发育都会受到影响。

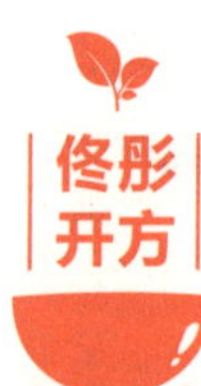


### 富含叶酸的食物

**水果：**橘子、草莓、樱桃、香蕉、柠檬、桃子、李子、杏、杨梅、海棠、酸枣、山楂、石榴、葡萄、猕猴桃、梨、苹果等。

**蔬菜：**莴苣、菠菜、花椰菜、油菜、小白菜、扁豆、西红柿、胡萝卜、南瓜、蘑菇等。

**豆类、坚果：**黄豆、核桃、腰果、栗子、杏仁、松子等。

**动物：**动物的肝脏、肾脏，禽肉及蛋类。

**谷物：**全麦面粉、大麦、米糠、小麦胚芽、糙米等。

# 下颌是人类独有的“身份证”

就在本书写到一半的时候，媒体报道了一个印度的早衰少年，阿里·侯赛因，他患上了罕见的“早衰症”，导致他的身体衰老速度较正常人快8倍，现在他只有14岁，却拥有110岁老人的身躯和容貌。

侯赛因的5个兄弟姐妹都死于这一罕见的怪病，据称全世界确诊该病的患者仅有80人。这类早衰症，又称“儿童早老症”，属遗传性疾病，身体衰老的过程较正常速度快5倍至10倍，患者样貌像老人，器官亦很快衰退，造成生理功能下降。病征包括身材瘦小、脱发和较晚长牙。大部分患者都会死于衰老疾病，如心血管病，现未有有效的治疗方法，只能靠药物针对治疗。看一下这个早衰少年的照片你会发现，他的下颌非常短，从进化角度讲，这就是他出现早衰的一个征兆。

如果你去看看胚胎的发育，就能很好地了解这个标题的含义了。

当胚胎在母体中发育到第7周时，下颌骨才开始出现，之前，胚胎的面部只有眼睛、鼻子等雏形。第7周之后，两面的下颌骨逐渐向中线靠拢、合并，渐渐的，下颌才出现，而这是人类独有的，曾经被称为人类的“身份证”！这个“身份证”，是考古学者在出土的4万年前的化石中第一次发现的，而同为人类的“近亲”，灵长类动物中的猴

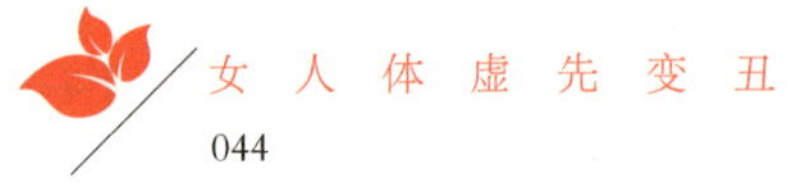


子和猿，是没有下颌的。

书的前面说了，生物的生长发育过程中有个规律，越高级的器官，成熟越晚，下颌与五官中的眼睛、鼻子相比，生长发育得就晚，所以也是相对高级的。能将下颌这个高级器官发育完善，长出足够长度的下颌，只这个人的基因在发育时有足够的能量，或者说先天很足，使得他的下颌这个发育成果演绎得足够充分。那个早衰少年的基因中，显然没有演绎充分的能力。很多时候，身体的薄弱环节，甚至一些疾病就在这个基础上出现了。

以前做电视养生节目，有一次是录制关于“打鼾”的内容。一个很有经验的五官科医生，在并不熟悉的现场观众中，当场就找出了几个肯定打鼾的人，而且全被猜中。我问他凭借什么，他回答说，因为这些人都是“小下巴”。

细看这些人才发现，他们的下颌确实都偏小，而且因为偏小而向后缩，整个脸好像向外凸，即便从容貌上看，这些人也确实属于长得不好看的。因为“小下巴”使他们的面部显得没层次，趋于扁平，不生动。只是我们不知道，在它影响容貌的同时，还隐藏了健康隐患。

医学上把这种“小下巴”称为“下颌畸形”或“下颌后缩”。儿时下颌畸形者到了中年，几乎都存在严重的打鼾现象，有的在青少年时即出现鼾症表现，不但睡眠质量极差，还影响生长和智力发育。

因为“小下巴”的人，舌咽平面的距离短于正常人，加上人在睡觉时，咽部肌肉组织会松弛塌陷，同时地心引力会使舌根后坠，从而易发生气道堵塞，由此诱发鼾症。如果再加上中年发胖，咽部脂肪堆积，这种人只要躺下就会鼾声如雷。但是，这么“好”的睡眠，第二天起来仍旧觉得困，他们一有机会就打盹儿，因为打盹儿，缺少运动，所以越打盹儿越胖，越胖越打鼾、越困，逐渐进入恶性循环。

打鼾是因为氧气吸入的时候不顺畅，空气遇到阻力而发出声音，长此以往，就会造成全身器官长期缺氧。所以，这种人罹患老年痴呆症、冠心病，甚至猝死的概率都比一般人高。他们看似睡得很香，其实身体一直处于缺氧状态。不仅如此，在打鼾间歇，很多人还会出现呼吸暂停，原本猛烈的鼾声突然停止了，在停止的同时呼吸也停止了，这种情况严重的会持续十几秒甚至更长，一般他们会自己憋醒，长出一口气后继续打鼾，或者被家人叫醒。这种呼吸暂停是非常可怕的，呼吸暂停多久，大脑、心脏就缺氧多久，所以，很多人在夜间睡觉时猝死，就死在打鼾之间的呼吸暂停期间，心脏因为缺氧而诱发了心肌梗死等致命疾病。至于老年痴呆症，则是常年缺氧造成的，只是它的发生没有心脏猝死那么快，但确实是早晚的事。

医学上对打鼾的治疗非常重视，特别是有呼吸暂停的，除了通过手术矫正咽喉部，必要的时候，暂停严重者，需要在晚上睡觉时戴上呼吸机类的装置，避免因为呼吸暂停而在夜间发病甚至猝死。

## 那些长着“美人沟”的明星

任何一个时代，人们都有喜欢的偶像。现在网络发达了，美国、韩国的美人，可以“通吃”中国。在古代，即便信息需要人们的口口

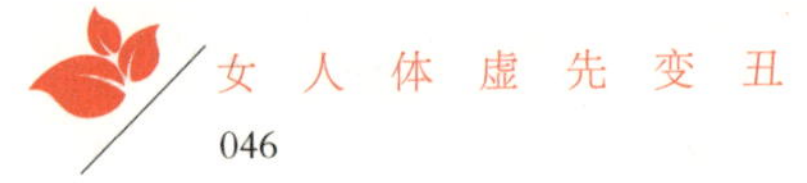


相传，但一个美男出门的消息，也会不胫而走，所以才有了“掷果盈车”“看杀卫玠”这样的成语。

“掷果盈车”讲的是潘安潘美人。潘美人每次出门都会引得迷他的女人们疯狂，连老女人都追着他，争着将水果往他的车里扔，结果都将车装满了，“安仁至美，每行，老妪以果掷之满车”。还有个成语叫“看杀卫玠”，说的是美人卫玠。《晋书》里用词形容他“明珠”“玉润”。据说他自幼风神秀异，坐着羊车行在洛阳街上，远远望去，就恰似白玉雕的塑像，时人称之“璧人”。卫美人和他舅舅出门时，因为喜欢他的女人们长久围观，导致水泄不通……这些，都和日本师奶围堵韩国美男的架势很像。

纵观人们喜欢的偶像，多是符合进化高级的标准，所以，与其说是喜欢美男美女，其实是追求一种进化得最成功、最符合健康原理的规范模板，这里面就包括使人显得俊俏、坚毅的翘下颌，以及下颌上的“美人沟”。

和“小下巴”相对的，是适当长度的下颌，更好的则是翘下颌，这是美人的关键。翘下颌与鼻尖做一连线的话，应该正好膨出到唇红的位置，拥有这种结构比例，是美男的前提。关于下颌，甚至还有个“美人沟”的说法，有些人在下颌中间有一条浅浅的沟，在西方又叫作“欧米伽形下颌”（ω 形下颌）。据说，不论是男人还是女人，如果拥有“美人沟”的话，那么他们就会更加迷人和漂亮了。

细想一下，很多好莱坞明星下巴上都有这么一条沟，比如老牌明星柯克·道格拉斯，长着一张迷人的面容，其中的关键点就是他的翘下颌，以及下颌上的“美人沟”，它们除了使他的面容更加精致外，还显得很坚毅，使他在扮演奴隶英雄“斯巴达克斯”时平添几分神似。

他的儿子迈克尔·道格拉斯，也遗传了他的翘下颌和“美人沟”，后者在《本能》中的表演再次彰显了男人的魅力……

纵观好莱坞名垂史册的明星，特别是男明星，大多有这样的下颌。这种审美是有传统的，因为，在希腊有个统计，80% 拥有翘下颌、“美人沟”的男人，都是出身于显赫的贵族家庭，这种样貌甚至是他们身份的象征。在欧洲和美洲，很多人都一致认为“美人沟”是魅力和性感的象征。这也合理，一个进化得好的外形，在本能上会对异性有抗拒不了的吸引力。而在亚洲，很多人则认为拥有了这样形状的下颌就拥有旺夫或旺妻的面相，是能够给对方带来好运的。事实上，任何好运的到来都需要有健康的身体做基础，优秀的基因表达出的优秀身体，才有可能在命运的长河中等待机遇，并在机遇中改变命运。

拥有这样的下颌的人是具有惊人的艺术创造力的，只要有人去培养、引导和挖掘拥有“美人沟”的人，那么他们的艺术天分和特质就会爆发出来。这个经验总结和之前写到的“美人多出自富贵人家”的原理一样，都是与营养状况有关，后者有利于将优秀的基因表达为一个美人。

与此相对的可以看看猿人、猩猩，它们的下颌都很小，而且向后缩，把整个嘴部、牙床突出出来，看上去一股原始的凶相。它们的这种长相，同样是进化到那个阶段的结果，比照人类的美人这一审美标准，也从另一个角度说明，下颌长是进化完善的结果。

中国人看一个人后半生的运势，是要看看下颌的，很多经验都说，下颌长的，晚年过得好，这也有一定道理。下颌长是进化好的标志，而进化好的则不只是下颌，肯定还有身体的其他器官，这些进化好的器官在生命的跌宕中，在健康的波澜中，是经得起摔打的，所以这些人才可以在生命长河中披荆斩棘地长长地活下去。

## 美人为什么更显老

上面的问题所涉及的都是面容的架构，是骨骼决定的，除了骨骼，决定面容姣好与否的还有面部的肌肉。即便骨骼完美，但如果面部的肌肉过早松弛，似乎也更让人惋惜。

之前我看到演员陈红，就是导演陈凯歌的妻子。她原来做演员的时候绝对是一等的美人，嫁给陈凯歌后生了两个孩子，还做了幕后的制片人，肯定操心不少，但等她再出来面对公众时，所有人还是觉得她老得惊人，才四十出头的年纪，按说不至于。很多人即便年轻时不算美人，但到她的这个年龄，也还是比她显得年轻，为什么？为什么很多美人反倒迟暮得早？这里面就牵扯面部的表情肌问题。

表情肌这种能细微表达喜怒哀乐等情绪的面部肌肉，是进化到人类才具有的。灵长类动物是没有的，所以我们看猩猩的表情永远是单一的。网上时而会疯传猫啊狗啊在笑的表情，点击率都会很高，因为稀少所以大家才关注。那种看上去笑的表情，绝对不是表情肌做出来的，只不过是人类想象出来的笑意。

既然表情肌是到了人类才进化完成的、才独有的，那么，就和其他人类独有的高级器官组织一样，如最前面我们说的大脑额叶，因为高级，所以衰退最早。这就像一个特别讲究生活质量的人，如果所有人都面临同样的灾难，他肯定是最早罹难的。通俗意义上讲就是，因为他们太高级了、太讲究了、太娇贵了，人体组织的规律与此类似。

既然最高级的衰退最早，那么表情肌的衰退带来的直接问题就是表情不再像年轻时、肌肉丰满时那么逼真，那么能直接表达情绪了。如果从微观上看，可能一般人只是发现鼻唇沟变深了、嘴角耷拉了、眼角下垂了，这些因为表情肌萎缩或无力造成的面容改变，综合在一起，就使个人就变得不那么犀利，不那么严苛了。所以，人一上了年纪，普遍给人的感觉是变得慈祥了，除了因为一生的历练使他们的心理变得宽容之外，表情肌的衰退也在局部起到了和缓情绪表达的作用，慈祥甚至温暖的模样就这样出现了。

常言道“美人迟暮”，为什么常常是美人会早早迟暮？这就和美人自身的体质有很大关系。

中国人对美人的要求中肯定有阴柔的特质，但在“阴柔”当中,“柔”是很关键的。这个“柔”，包括身体和精神上，客观或主观的示弱，既然示弱，就不会很强壮。所以如果是美女，就不可能身强力壮，即便有过这样的基础，在男权的审美暗示中，也会追求以弱动人、以柔克刚。这也是减肥是女性长久的话题的原因，我相信古已有之，只是不像现在这么明目张胆罢了。而几乎所有的减肥，其实都是以能量不足、加速消耗为前提的。而且，美人不可能有太多运动，她们大多在闺房静坐，而不运动是最伤脾的，因为“脾主肌肉”，肌肉的衰退就是对脾气的直接克伐，很多人因为生病而卧床，到最后会觉得越躺越虚就是这个道理……这些都注定了对美人阳气的伤害，换句话说，都是在人为地使自己过早地耗损肾气，实际上等于人为地提前衰老。作为进化完成较晚的表情肌，自然首当其冲，现在明星反倒比常人提前衰老的原因，绝大多数都在这里。

既然面容的老化和表情肌的衰退有关系，那么，有什么办法可以使表情肌衰退得慢一点儿？使面容不那么快地变得不紧致？还是那个道理：补肾。因为补肾是抑制衰老，或者说抑制器官“衰退”的最根本方法。

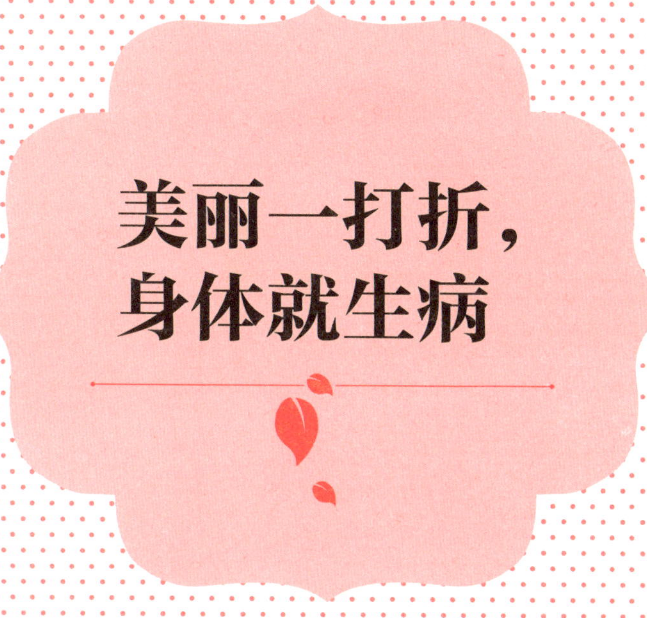

# 美丽一打折，身体就生病



按照审美学标准，美人都有细长的颈部，因为人类直立行走之后，颈部从爬行时负责抬头，变成了只负责承重头部和灵活转头，于是开始变细、变长。只有当一个器官从纯粹的功能中解放出来时，才可能向优美进化，只可惜，折磨人类的颈椎病也由此出现了。

不独颈椎，我们身体上看上去很美的元素，都是进化的结果，包括能“一白遮三丑”的白皮肤。所以，皮肤的变黄、变黑自然是疾病袭来、青春不再的警示。

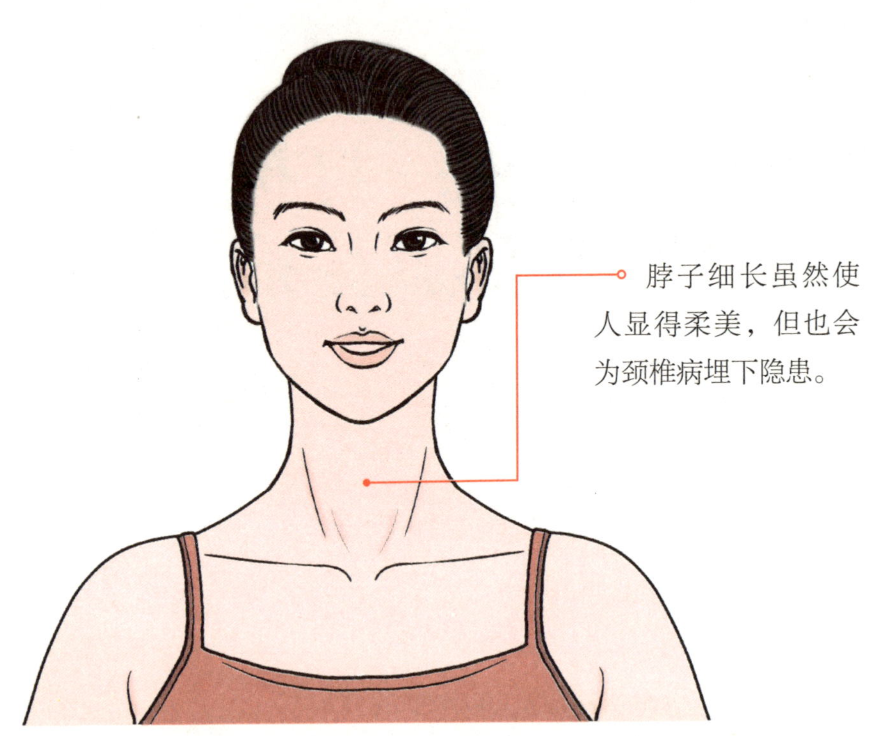
脖子细长虽然使
人显得柔美，但也会
为颈椎病埋下隐患。

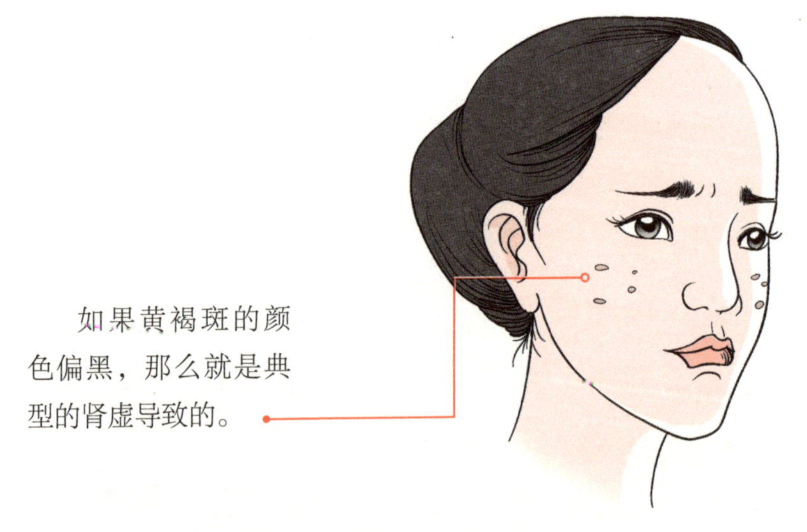
如果黄褐斑的颜
色偏黑，那么就是典
型的肾虚导致的。

## 美女都有细长的脖子

挑选女模特的一个重要标准，就是脖子要足够细长，这样的女人看上去才显得柔美。但是，这样的脖子却存在明显的薄弱环节，至少是颈椎病这种人类特有疾病的“高发地带”，是进化带来的弊端。

人类到底能活多少岁？目前最规范的一种计算方式是按照细胞分化的理论推算，一个人性成熟的年龄乘以 10，就是他的理论寿命。一般情况下，人的性成熟在十四五岁，乘以 10 就是 150 岁，按照这种理论推测，这是我们应该活到的理论年纪。关于这一点，不独细胞分化理论，中国历史上确实有类似长寿的记录，比如，中国著名的寿星和养生家彭祖，相传活了 700 多岁；被称为“药王”的孙思邈活了 101 岁。

如此长寿的人之所以凤毛麟角，更多的人在半路早逝，很大原因是我们直立了，身体的很多器官不能适应直立而出现问题，包括心脏病、高血压等，这些都直接影响了寿命，而颈椎

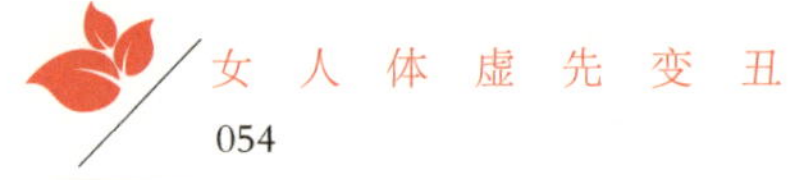


也是问题之一，这是人直立后必须付出的代价。

按照骨科医生的观点，颈椎病“都是低头惹的祸”。现代人的工作和生活，经常需要低头，比如低头伏案、低头做家务等，久而久之，颈椎病就找上门来了，为什么？因为人的颈椎和他们的祖先相比，已经变得细而且长了。

四肢爬行的动物，头部的运动能力、活动范围远不及人，为了抵抗地心引力对头部的吸引，它们在行走过程中，头部一定要抬起，才能看到前方的路，看到猎物，这种长久的抬头过程，使它们的颈椎以及颈椎附近的肌肉都非常粗壮。当猿开始直立行走，头部的运动范围就扩大了很多，而且它们无须再为了抵抗地心引力而持久抬头。

身体的进化规律就是这样的，只有当它从纯粹的功能中解放出来，才可能向优美变化，或者说，我们身体上能显示出优美的器官、部位都已经摆脱了它们最原始的使用功能，比如，前面说的下颌角的宽大，以及乳房的丰挺等。

颈椎也一样，当它不再负责抬头，只是负责承重头部和灵活转头的时候，就开始变细、变长。还是那句话，发育成熟越晚的器官组织越高级，反过来也是，越是高级的器官组织，发育成熟越晚，衰退也越早。颈椎就恰恰符合这个规律，它在体现了人体优美的同时，自身也是最脆弱的，再加上人类生活方式的逐渐改变，低头劳作成了常态，这两种因素加在一起，颈椎病自然躲不过去。

我以前和骨科医生一起做健康节目，主持人是个很漂亮的年轻姑娘，身材纤细，脖子也是细长细长的，虽然才26岁，但有严重的颈椎病。骨科医生很有经验，在见到她第一面时就料定了这个结果，他的理由有两个，一个是脖子细长。他的话我现在还记得，即便生活环境一样，一样的受风，一样经常低头，这个美女主持人会得颈椎病，而如果是拳王泰森，就不会得。道理很简单，因为泰森的脖子粗而短，而这是一个拳击运动员必需的条件。如果进一步，甚至可以说，拳击这项并不高级，甚至有些粗鲁、原始的运动是需要相对原始的体形相配合的。和粗鲁的拳击相比，谁都会说优美的芭蕾舞是人类高级文明的成果，所以，芭蕾演员需要有修长的脖子，她们远比拳击运动员进化得高级的颈椎，才能展示天鹅受难时的凄美、柔和，而这种美是有成本的。

让这个骨科医生断定主持人肯定早早就得上颈椎病的另一个理由是：她在低头的时候，第七颈椎，也就是低头时突出最明显的那节颈椎，以及前后的颈椎、胸椎都非常清楚地显露出来。之所以如此，是因为颈椎附近的肌肉太薄弱了，薄弱到了塌陷的程度，所以颈椎才显得突出，如此薄弱的肌肉怎么可能分担颈椎受到的压力？始终在孤军奋战的颈椎自然要被压出病来。你可以自己摸摸看，只要是一低头，第七颈椎就明显地显露出来的，肯定是颈椎病的高危人群，这在瘦弱的女性中更常见，即便她们还不到30岁。

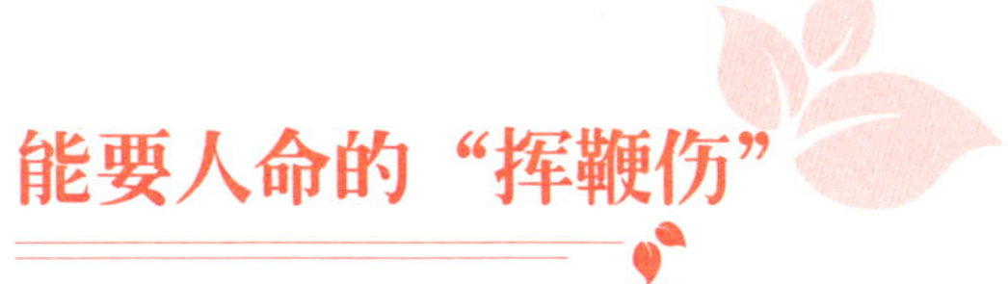

## 能要人命的“挥鞭伤”

曾经有媒体报道一个坐过山车的女孩，在过山车猛力向上冲时，她突然听到“咔嚓”一声，瞬间失去知觉，之后在医院里醒来时，才得知自己是颈椎脱位，颈椎高位部全瘫痪。这个女孩子遭遇的，就是人类颈椎特有的“挥鞭伤”。

这种情况在开车时也常见，特别是时速超过50公里，突然一个急刹车时，往往是坐在副驾驶位置的人，身体跟着剧烈地摇动之后，隔一会儿就会感到头晕、脖子僵，甚至以为是晕车了。这是因为人类变细变长的颈部，随着刹车做了一个“挥鞭样”的动作。鞭子之所以能发出清脆的声音，就是因为在鞭子尾梢的部位，甩动的力量是很大的，当颈部在毫无准备时也做了这么个姿势，巨大的力量马上就可能造成颈部的骨头或软组织损伤，随之压迫神经，甚至伤及脊髓。因为一般的“挥鞭伤”没有骨骼形态上大的改变，所以即便是CT检查也看不出异常，很多人会因此误诊，甚至很长时间找不到病因，乃至形成长期的后遗症。

脖子越细长的人，越容易遭遇这种“挥鞭伤”，一是细长的脖子易形成“挥鞭”效果；二是颈部肌肉无力，对颈椎缺少保护作用。而拳击运动员，像泰森那种身材的人，他们发生“挥鞭伤”的风险就小得多，因为他们的脖子是短粗的，颈部肌肉很强壮。拳击时受到的震动和“挥鞭”动作不相上下，但他们的颈部肌肉早就练就了足够的肌力，足以避免颈椎的损伤。

预防这种“挥鞭伤”最有效的办法是，长途旅行坐车时，颈部戴个环形的颈托，帮助固定颈部。而且最好不要睡觉，如果一定要睡，不要直挺挺地斜躺在座椅上，最好能侧面靠着座椅，或者让自己躺成120度，近乎平卧，然后系上安全带。这样即使遇上急刹车或碰撞事故，颈部也不会因为“挥鞭”效果而受伤，因为这样的姿势足以把力道化解。

# 锻炼颈部要兼顾四个方向

颈部因为进化带来的弊端，还是可以通过日常的维护来减轻的，如果我们了解颈部的结构，就知道平时该做哪些动作帮助防范颈椎病了。

颈椎是通过前后左右四组肌肉共同维护稳定的，像一个桅杆周围的四条斜拉绳索，只有这四个方向的绳索力量达到平衡时，颈椎本身才能处于最合理的位置，而且无论是负重头部还是转动头部时才最省力。之所以现在的人颈椎病高发，和我们长期低头做事，总是牵拉后面的一组肌肉有关。但是，这种牵拉不是积极的运动，而是一种消极的磨损，好像对一根皮筋长时间拽着不松，时间久了，皮筋的弹性就会消失，皮筋就会老化，这时候颈椎病就发生了。所以，首先要避免长时间低头，在此基础上，要保证任何一方位的肌肉都应该得到足够的锻炼。为此，有个大家都知道的“米字操”，就是身体站稳后，用头来写“米”字，这样可以四个方位地运动颈部肌肉。

有的人在做这个“米字操”时就能听到颈椎“咯咯”作响，这就提示，你的颈椎已经出了问题，有了薄弱环节。这样的响声就是颈部的小关节互相摩擦时产生的。这些小关节的错位也可能引起颈椎的很多症状。

所以，这个时候无论是“米字操”，还是任何可以四个方面活动、锻炼肌肉的动作都要坚持做，而且做的时候不能剧烈，要轻柔，因为已经有小关节错位的基础，不论是锻炼还是生活中无意而为，剧烈的颈部方位的改变，都可能诱发颈椎病。

## 不是所有的头晕都是颈椎病

颈椎病分很多型，表现为一侧上肢运动和感觉障碍的多是“神经根型”；表现为走路不稳、四肢发麻，甚至大小便困难的，多是比较严重的“脊髓型”；头晕、眼睛黑矇，而且发病前多是颈部做过旋转的，多是“椎动脉型”；因为压迫了颈部交感神经纤维，引起心血管系统、内分泌系统紊乱的，是比较少见的“交感神经型”。很显然，头晕是颈椎病常见的症状，但是，很多人的颈椎病没有严重到那种程度，却时常发作难以耐受的头晕，这个时候还要想到另一种疾病：耳石症。

这个听起来很新鲜的名字，在临床上并不少见，而且现在发现，脑供血不足、颈椎病、高血压、低血糖、梅尼埃病等虽然都可以引起头晕，但有 70% 的头晕患者，是因为耳石症。他们不该去看骨科、按摩科，而应该去五官科看看。

通俗地讲，耳石症就是耳朵中负责调解平衡感觉的一种生理结构，我们叫“耳石器”的东西松动了，由此产生了晕的感觉，这种现象我们称之为耳石症。因为对这种病缺少了解，很多头晕的人为了治病花了很多冤枉钱，但晕还是时常犯，最后找到北京的大医院，医生几个姿势治疗，原本因为晕被抬进来的患者，自己就走出去了。所以，耳石症并不难治，关键是得明确诊断。头晕的人，可以对下面的几个问题做回答，就能初步诊断了。

1. 起床低头时是否产生眩晕？

2. 在床上翻身时是否产生眩晕？

3. 每次眩晕是否都在 1 分钟以内？

回答如果是“是”，患者 80% 是耳石症。其中 60%~70% 的患者，自己活动一下就好了，但 30% 的患者需要医生帮助来完成复位。

耳石症在脑供血不好的人、老年人中更高发，或者是头部曾经受过外伤或做过手术的也容易出现这个问题。

## 颈部有三个受风“要穴”

虽然颈椎病是人类进化的代价，在所难免，但诱发颈椎病的原因还是和生活的细节不当有关系，其中之一就是颈部受寒。

前几年，韩国明星裴勇俊曾经复出参与了一部电视剧的拍摄，其实他只有几个镜头，却在拍摄现场因为突发急病被急救车送进医院，而且因为病情严重要求紧急手术。事后才知道，他的颈椎之前受过伤，伤情因为受凉而突然加重，而那个冬天，韩国的确经历了多年来少有的低温。

由受凉引起的颈椎病发作，会严重到需要急救车送医？的确如此，因为受凉是诱发颈椎病的一个关键因素。受凉之后，肌肉紧张，由肌肉牵拉的小关节会由此错位，形成“颈椎小关节紊乱”，后面的诸多严重病症就是在此基础上出现的。首先会出现颈部疼痛、强直，活动明显受限，如果压迫到植物神经，就会感到头昏、视物模糊、面部麻木，这在医学上称为“头颈综合征”。可以想象，一旦这些症状出现，即便是出自要不了命的颈椎病，也会苦不堪言，难怪要被急救车紧急送医了。后来有影迷开玩笑说，裴勇俊的《冬日恋歌》是他的成名之作，其中的围巾造型曾经风靡整个亚洲，要是这次电视剧拍摄的时候，戴着那成了时尚的围巾，他可能也就躲过了一难。

不光是颈椎病，很多神经性头痛也和颈部的受凉有关，患者每次犯病的时候，都喜欢用热的东西敷在脖子上，就感觉轻松很多，这就是寒重的典型表现。

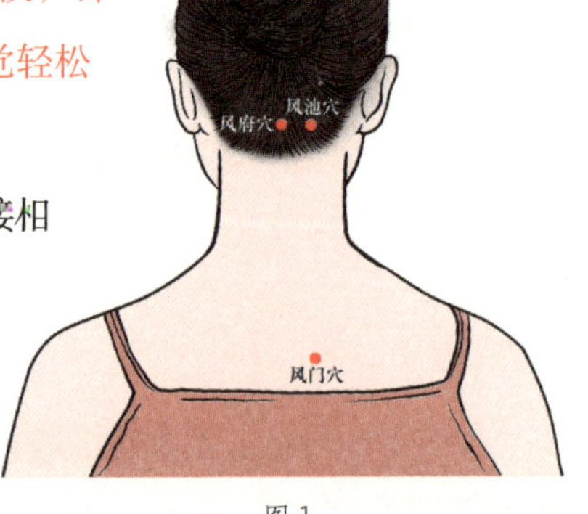

图 1

颈部有三个与身体受风、受凉直接相关的穴位，分别是风池穴、风门穴和风府穴，分别位于脑后的枕骨下；后发际正中往上一横拇指；第二、三胸椎之间的两侧（见图 1）。之所以以“风”命名它们，因为身体受风、受寒，多是从这三个穴位开始。风池：“其性轻扬，头顶之上，惟风可到。”风门：“风所出入之门也。”风府：“风气循府而上，则为脑风。”

所以，无论是夏天的空调之下，还是冬天的室外，颈部的保温其实就是给这三个敏感穴位保温。因为“头为诸阳之会”，头一般不怕冷，所以可以不戴帽子，但一定要戴个围巾，这是预防颈椎病、神经性头痛的关键。而用温毛巾、热水袋热敷，或者用电吹风的热风吹这些穴位，对改善受凉引起的颈椎问题，以及各种头痛也是有所帮助的。

## 保温是最好的抗衰老良方

既然性质温热的桂枝是“五苓散”中关键的一味药，由此也可以看出，在人的衰老进程中，热量、温度的作用和价值是非常大的，甚至可以不夸张地说，保温就是最关键的抗衰老良方。

人体就像一支蜡烛，火苗太大，烧得太快，熄灭得就会早。什么时候会燃烧得快呢？一个是上了“虚火”的时候，另一个就是需要动用更多的能量应对或抵抗外来寒冷刺激时，后者就包括寒冷的环境和冰凉的食物。

任何食物吃到肚子里，在被消化之前，温度一定要达到36℃左右，就是体温的温度。这个时候，参与消化的各种生物酶才开始发挥活性。如果食物低于这个温度，身体首先要把它焐热到与体温相同，这个焐热的过程就要消耗身体的能量。如果总是吃冰凉的食物，长期这样焐热，人体的那支“蜡烛”就消耗得比别人快，就要提前虚弱。用中医的话讲，这就是“折伤阳气”。

中医非常了解国人的体质，我们不是“食肉民族”，阳气本身就不如喝牛奶、吃牛肉的欧洲人壮。所以，中医在看病、中国人在保养的时候，最推崇的食物是热粥。张仲景的《伤寒论》里有个“桂枝汤”，在这个方药的后边，医圣特意嘱咐：“服已须臾，啜热稀粥一升余，以助药力。”在喝药之后，再慢慢地喝一点儿热粥，这样可以帮助药力的透达，因为热粥本身有健脾之意。而一般的疾病恢复期，温热的稀粥也是首选，就是为了在将食物转化为必需热量的时候，最大限度地节约脾气，节约阳气。

我们经常看到很多人，小的时候很胖，很能吃，长大了反倒变得很瘦，而且消化功能很不好，究其原因，要么是特别喜欢吃肉，要么是特别喜欢吃寒凉的东西。这二者的消化过程都是成本很高的，长此以往都会使他的脾气被耗虚，由脾虚导致最后的面黄肌瘦，这也是一种“折伤阳气”。

阳气就是人体的那团火苗，它消耗太多了，火就会提前耗尽，人就提前接近衰老了。我们前面说过，生长发育晚的高级的表情肌，也是衰退最早的，它对衰老的反应是最快的。所以，阳气受伤的人，最先出现的就是面容不紧致、线条不玲珑，很早就变得“慈眉善目”了。

有的女人，出生的时候母亲年岁大了，本身就有先天不足，她们常会出现过早肾虚的问题。这类人肯定早早就怕冷，也比同龄女人老得快。有些人，即便没有先天不足，如果始终贪食凉的食物，特别是蛋白质含量高、热量高，本身温度又低的，最典型的如冰激凌，以及其他各种冷饮、各种刺身。夏天长时间待在空调房里，冬天为了好看穿得很少、很薄，就像现在被时尚界提倡的“不穿秋裤”，都会迫使她们调遣自身的能量全力抗寒，这种调遣过程本身就是对自身阳气的损伤，就是人为地让自己早一点儿衰老。这也是只要你看中医，中医总会嘱咐你不要受凉的原因。如果你能从面容的改变上理解保温的价值，少吃“哈根达斯”，多穿条裤子就不那么难以接受了。

## 慢跑后做面部刮痧能美容

我始终对宫廷美容秘方不太相信，因为美容是个综合结果，宫廷的物质保证是普通人无法模拟的。但是，中国清宫的慈禧和英国皇室的戴安娜，倒是有些可以民用的美容办法，就是对面部的按摩。据说西太后是用一个玉质的按摩棒，而戴安娜则有美容师专门拍脸，从机理上说，这些办法都是在帮助面部皮肤和肌肉进行被动运动，或者说是刺激面部的气血运行。

我有个同学在日本讲课，教授针灸和刮痧。她回国后，有个日本学生寄来了他自己做的面部刮痧的效果对照照片，就是用他自己的脸，一边面部每天用刮痧板刮 10 分钟左右，另一边不做任何处置，如此坚持了一个多月。从照片上看，效果非常明显，刮的这一边的面部整个提升了，也紧致了；而没刮的那一边，就显得比这边要松弛甚至胖大。很显然，刮痧带来的适度刺激，可以使面部肌肉保持一定的张力，这是使人容颜不老的关键。

但是，面容是身体的一部分，身体的整体情况会直接影响到面部，你不可能期待一个因为重病而卧床的人，仅仅因为不日晒皮肤就变得白嫩，她肯定会卧出一张黄得没有光泽、没有生机的脸。

中医讲，“久坐伤肉”，其实就是说，久坐、不运动会伤脾气，因为“脾主肌肉”，肌肉的衰退会直接影响脾气。前面说了，脾气是人体从正常迈向亚健康，从能量足变得不足的“第一道防线”，如果这个防线长久“失守”，势必伤及“肾气”。而肾气虚，则会整体向衰老迈进，其中就包括原本就因为高级而脆弱的表情肌，会出现衰退，人会显出面部肌肉全部向下挂的一种“苦相”，那个时候，不仅容颜不保，健康也不保了。

所以，提高身体的活力是保证面容不老的基础，最好的办法就是保证每日的运动。具体说，最好是先慢跑或快走 30 ~ 40 分钟，之后会觉得浑身发热，面部也充血，这个时候再进行面部的刮痧，就可以因势利导地使气血足够地充盈在脸上，这种补益对美容是最有效的。

面部刮痧的时候，可以选择玉质的刮痧板，有专门用于面部的，形状也正好符合面部的结构。先彻底清洁面部，再将刮痧板抹上适当的润滑油，如橄榄油或其他护肤油都可以，从下巴的两边，分别向耳根也就是下颌角刮上去，力度不要太大，感到有压迫感就可以，连续刮十几次；再如此刮对侧，一共刮 10～15 分钟就可以。刮完后可以用手轻拍、按摩面部，对气血做一次彻底的激活、梳理，然后将面部的油脂擦掉，再涂抹日常的护肤品。每天能保证一次就可以，贵在坚持，一个月之后，肯定可以看到明显的效果。

## 谈情说爱时，为什么“耳”鬓厮磨

中国人说到谈情说爱，一定离不开一个词：耳鬓厮磨。意思是两个人很亲近，身体也靠得很近，连耳朵和鬓角都碰上了。“耳”在这里的价值，不仅是形容距离，更因为人类的耳朵是很晚才发育出的结果，甚至是情感的产物，特别是耳垂，是与性相关的，因为它们在听力中毫无价值。

新近对人类性行为的大量研究已经表明，在性爱过程中，耳垂会随着情欲的提升而觉醒，它们会充血、肿胀，这使得它们对任何触碰都极其敏感。在两情相悦时，对耳垂的爱抚、吮吸和亲吻都是强烈的性刺激，绝大多数女性都是如此。非洲的一些部落，现在还在对女性性器官施行严酷的“割礼”，这种习俗被认定是非文明的。而在已经高度文明的国度，这个习俗虽然已经消失了，但取代它的是女性在耳垂上打洞，也被认为是“割礼”的另一种形式。耳垂上打洞，大多是为了佩戴耳环。为什么戴耳环？和前面我们说到的，人们想通过戴“大檐帽”强调额头的效果一样，戴耳环其实就是为了产生拉长耳垂的效果。

中国人膜拜的佛像，都是大耳垂肩的，耳垂大，在习俗中一直被认定是命运好的征兆。而与人类关系最近的猩猩，也从另一个方向佐证了这一点，它们是没有耳垂的。很显然，耳垂是进化到高级阶段才完成的产物，耳垂大，则是发育好的标志，所以才惹得人们众心所向地用各种办法去强调耳垂。

我以前见过一个重病患者，是慢性肾病，几年间多次病重抢救。后来他的家属都知道了，每次犯病，只要耳朵变得抽抽了、干瘪了，这次复发就很严重。有几次我去看他，的确发现了这种现象，最严重的时候，耳垂都变薄了，一点儿水分都没有。等抢救过来，其他症状还没完全消失，耳朵先丰满起来，耳垂看着也有肉了。

这一点，早就被中医记录在案，“耳轮焦黑”，是肾精、肾阴衰败的征兆。病重的时候，耳垂会变瘦变小，甚至颜色变黑，发育出的高级特点开始衰退，这自然就预示着健康向疾病的转变，生命要退缩回到原点……

前面说了，脾虚比肾虚虚得轻，而肾虚中，肾气虚又比肾阴虚虚得轻。也就是说，到了肾阴虚这一步，往往是疾病的后期，甚至已经回天无术了。

伤阴的时候，人的消耗加剧，而且开始对身体的“硬件”进行消耗。所谓“硬件”，就是构成人体结构的肌肉、蛋白质。所以，阴虚的人都偏瘦，甚至包括耳朵，也会因为消耗而干瘪。这个患者得肾炎多年了，自己都有经验，只要耳朵变瘦了、变薄了，就要赶快注射“白蛋白”。这是西医治疗肝衰竭导致的蛋白量不足的最直接办法，其实就类似中医的“补阴”，只是中医会以阿胶、龟甲之类同样是动物蛋白的药物来补阴。但机理是一样的，就是为不断加速耗损的“硬件”添点儿原料。所以，阿胶、龟甲之类补阴药物，在平时，算得上是抵抗虚损的“最后一道防线”。

## 白皮肤比黑皮肤更健康

这个标题可能会颠覆很多人既往的健康理念，因为我们一直觉得微黑的肤色是健康的，“白面书生”往往是病弱的标志。这个传统有一定道理，但是，它强调的是后天接受阳光照射而变黑的皮肤，而不是先天就黑的，这种日照带来的黝黑，确实比整天待在房间里，不运动的文弱要壮实得多。中国有“一白遮三丑”的说法，而这个传统，在进化意义上是非常合理的，因为从进化角度上说，天生的白皮肤比天生的黑皮肤要高级。

人类最初是从非洲发端的，这是达尔文最早推测的。20 世纪 20 年代，在南非盛产金刚石的小城金伯利附近，发现了一个幼年猿类头骨，后经解剖学的研究，认为它的形态介于人和猿之间，遂将其命名为“非洲南猿”。在阿法地区还曾发现一处埋有13具阿法南猿个体的骨骸，为此有人将之称为人类的“第一家庭”。据目前所拥有的化石材料而言，人类的发祥地很可能在非洲，特别是东非地区。在距今200万至180万年前，非洲的“能人”甚至“匠人”走出非洲，进入亚洲和欧洲。

非洲是离赤道最近的地方，因为日照强烈，人体为了保护自己，不得不生成足够的黑色素给自己“遮阳”，所以，非洲人的皮肤是黑色的。随着最早的人类从非洲进入亚洲、欧洲，逐渐地远离了赤道，日照也不那么强烈了。但是，阳光是人体合成各种营养物质的保证，所谓“万物生长靠太阳”嘛，具体地说，就是骨骼生长必需的钙的吸收，必须有紫外线的照射才能完成。但是在远离非洲的过程中，人类怎么才能保证逐渐变弱的太阳光，不被黑皮肤阻隔？唯一的办法，就是在进化过程中减少黑色素的生成，使皮肤逐渐由黑变白。这个由黑变白的过程，伴随着人类迁徙的过程逐渐实现着，也是人类进化完成的过程。所以，从进化角度上说，白皮肤是从黑皮肤进化出来的；从进化层次上说，白皮肤比黑皮肤进化得要高级。因为只有变白的皮肤，才能保证人类对阳光的必要吸收，保证身体不缺钙。

“一白遮三丑”的说法主要针对的是女性。为什么？因为女性要承载生儿育女的责任，作为母亲，更不能缺钙。所以，为了这个目的，女性的皮肤要进化得更加白，才能充分吸收阳光。从这个角度上说，现在流行的“白富美”中承袭的这种审美传统，在健康上是说得过去的。

# “黄脸婆”是疾病的前兆

白皮肤比黑皮肤进化得好，也更健康，在疾病发生过程中也可以得到证实。中国人形容一个女人变老，变得不美丽，有个“黄脸婆”的说法。面色变黄是不美和不健康的开始。事实上，不独“黄脸婆”，中国文字中形容病态的成语，很多都离不开“黄”字，“人老珠黄”“面如土（黄）色”“面黄肌瘦”……都带有黄字。为什么？因为黄色是从白色往黑色发展的中间状态，或者可以说，是身体进入亚健康的开始。

我们看张艺谋的电影《山楂树之恋》，窦骁扮演的那个男主角，在最后的时刻躺在病床上，面色是黧黑的，除了黑，还显得很暗，这就是中医讲的“肾虚”到极致时的面色。中医的肾主的颜色是黑色，任何疾病发展到晚期，都会损及肾，出现黑色这个肾的病色。有这种面色的人，一般已经面临死期。但是，这种致命的黑色肯定不是一天内形成的，肯定有个转化过程，这个中间过程就是黄色。

在中医里，黄色是脾所主的颜色，脾虚的人肤色都会偏黄，但这个黄不是有光泽的黄，不是正常的黄皮肤的颜色，而是黄得很灰暗。这种情况如果得不到遏制，脾虚就要进一步发展，接下来就是肾虚。遵循中医所说的“久病及肾”的原理，由黄色渐渐变为更为严重的黑色。如果窦骁演的这个人确有其人的话，在他的发病过程中，一定经历了年轻健康的白里透红状态，到开始发病的面色发黄状态，再到病入膏肓的面色黧黑状态。在这里，黄色或者说脾气虚是个转折点，这也是为什么中医特别重视脾气，有“有胃气则生，无胃气则死”的经验，就是强调，如果不在这个转折点上遏制住脾虚的发展，再发展下去就可能难以回天了。

前面我们说了，黑皮肤变白皮肤是进化的结果。那么，反过来，皮肤颜色逐渐变深的过程就是“衰退”的过程。所谓衰退，就是由衰老或疾病逐渐走回生命的原点——死亡。而且不独面色，任何器官因为疾病或衰老，颜色都会逐渐变黑。一个健康的老年人，他的皮肤颜色也肯定比年轻时要黑得多。

所以，改变黄脸婆的状态，其实不是美容的价值，而是健康的价值，因为给皮肤“扫黄”就是逆转虚损状态，遏制住从脾虚向肾虚的发展，这就要依靠补脾药。

最经典的补脾药物有人参、黄芪、白术、茯苓、莲子、山药、大枣。它们都有“扫黄”的效果，但是，中医一般不建议仅仅依靠人参。

前面我们讲了，补肾阳的药物是“助燃”，补肾阴的药物是“添柴”，很显然，如果从根本上补益，“添柴”的效果比“助燃”要好，而单独吃人参，效果就类似“助燃”，首先要有个前提，这个人不能阴虚，就是他自己的柴草要足够，否则助燃之后就很快烧完了。这也说明，单独长期服用人参，有伤阴的问题。

所以最平和的“扫黄”办法是补脾药物配合使用，比如，中成药里面的补中益气丸、参苓白术丸、人参归脾丸。这些药物都具备了补脾药药性平和的特性，特别是前两种，可以作为“扫黄”的常备药。而单味补脾中药中，黄芪、白术、茯苓等，都没有人参久服后的伤阴问题。

**黄芪炖鸡**

**材料**：黄芪 30 克，鸡 1 只。

**做法**：黄芪和鸡一同炖煮，炖好后吃肉喝汤。另外，每天也可以用黄芪 15 克、大枣 5 枚泡水代茶饮。

## 黄褐斑颜色发黑的人需要补肾

女性开始不健康、开始衰老的另一标志是脸上开始长斑，这种斑主要是“黄褐斑”，一般从三十几岁甚至更早就开始出现了。虽然叫“黄褐斑”，但是从颜色上细分的话，有三种，斑点的颜色分别偏黄、偏青、偏黑。

黄是脾所主的颜色，青是肝主的颜色，黑是肾主的颜色。偏黄的黄褐斑，一般属于脾虚的较多；偏青的属于肝郁；偏黑的则属于肾虚。

我见过一个偏黑的“黄褐斑”患者，她告诉我她有“黄褐斑”的时候，我并没有看出来，因为是在室内，看不出明显的斑点，站在阳光下才发现。她的斑点布满了两颊，而且明显地发黑，虽然斑点不明显，但整个脸蛋看上去都是黑的，人也很瘦。她的这种“黄褐斑”就是典型的肾虚导致的。她也有经验，因为知道自己是肾虚，所以很长时间一直吃山药、枸杞、六味地黄丸之类的药物，坚持吃的时候，斑点会明显变淡，这个疗效也反证了她确实属于肾虚。

和颜色偏黄的黄褐斑相比，这种偏黑色斑预示着虚损比较严重，从虚的程度上看，肾虚比脾虚重，从颜色上看，黑色比黄色更远离健康的白色。

很多人吃减肥药，减肥药里的大黄如果长期吃，会造成“黑肠病”，就是肠黏膜的颜色变黑了。已经有学者发现，“黑肠病”与癌症确实有一些联系。肠子为什么会变黑？变黑了为什么就和癌症纠缠上了？这是因为长期腹泻导致肠道使用过度，正常人 1 天 1 次大便，但如果一个 30 岁的人，每天为了减肥要腹泻两次，他的肠子的使用就相当于一个 60 岁的人。这就是一种对局部肠道的能量消耗，消耗大了，局部就出现“虚”的问题，自然显现出肾所主的黑色。而一个肾虚的人，肯定比不肾虚的人发生癌症的可能要大得多，肠道就是他的薄弱环节。

事实上也是如此，常年慢性肠炎的人，十几年后，他们罹患肠癌的概率就增加，同样是局部黏膜能量耗尽的原因，细胞因为不能正常成熟，回到了原始、幼稚状态，这就产生了癌症。而吃泻药造成的腹泻，事实上就是在人为制造一种肠炎的状态、一种肾虚的状态，也是癌症的易患状态。

所以，现在有些医生就建议，人到了 40 岁之后，只要不是明显的白胖阳虚体质，只要不是在上火状态，可以经常吃一些六味地黄丸，因为身体中有些部位可能提前衰老了、变黑了、肾虚了，表现在肠道是“黑肠病”，表现在脸上就是颜色发黑的黄褐斑。

# 黑眼圈最能暴露妇科问题

黑眼圈是美容大敌，同时，更是健康报警。有一位妇科临床医生发现，在她接诊的妇科患者中，眼圈黧黑与月经、带下疾病并存的，占全部黑眼圈患者的89.7%。也就是说，黑眼圈暴露的是妇科问题，一般情况下，难逃肾虚和血瘀。

先说肾虚，因为眼圈周围，其实是脾所主，所以正常情况下应该是脾所主的黄色。但是，在五行的制约关系中，是木、土、水、火、金的顺序，土应该是能管束水的，但是当脾土太虚了，肾水就会泛滥，就会形成水反克土的现象，水对应的是肾，肾所主的黑色就显露出来了。所谓肾水泛滥，就是肾虚严重，阳气不足了。所以，黑眼圈的人，大多是肾虚的。因为肾虚，火力不足，所以推动无力，在中医讲，就会形成血瘀；而现代医学则称为“微循环障碍”。眼睛周围的皮肤是非常薄的，这个部位之下的血液循环如果不畅通了，血管的颜色就要变青、变深，透过薄薄的皮肤看，就成了黑眼圈。其实，有黑眼圈的人，瘀血不仅在眼圈周围，而是全身，只不过黑眼圈容易被看出来而已。所以，有黑眼圈的人，肯定和肾虚、血瘀纠缠在一起，而这也恰恰是月经不调的基础。她们的月经不调一般表现为痛经、血色深、有血块，而且手脚总是冰凉的，肾虚和血瘀交互影响着。

这种情况，还多见于子宫做过手术的人。如果一个人频繁地做流产，子宫不断受伤，她的眼圈也会是黑的，因为每次流产都是在人为制造血瘀。即便没有流产，没有子宫手术史，每个女性自己观察都会发现，月经期间的眼圈总是发黑的，至少比平时要黑，就是因为月经本身也是一次生理性创伤，也有一定的血瘀，所以都可以通过眼圈的颜色表现出来。

既然是这个原因，黑眼圈的治疗肯定不能做表面功夫，只有改善肾虚和血瘀，黑眼圈才可能消除。你也可以发现，在眼圈颜色变淡的同时，月经不调的问题也解决了。

除了补肾化瘀的药物之外，有个办法可以帮助你改善黑眼圈的问题。用两只手对搓，搓到发热之后，先用手温敷双眼，待温度下来后

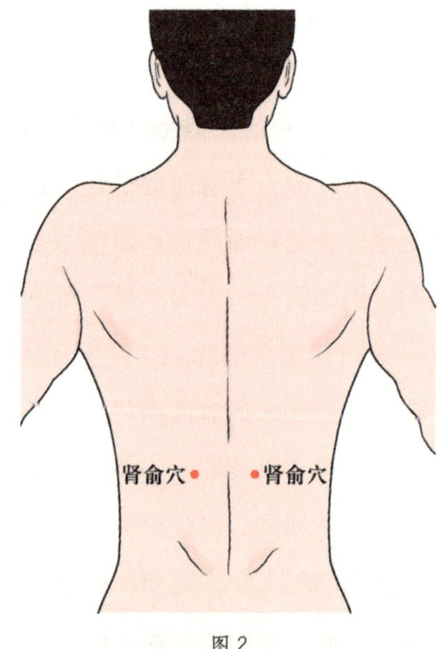


图 2

再搓热，之后将双手分别贴在后背的肾俞穴。肾俞穴就在距后背脊柱两边，两横指宽，与肚脐平齐的水平上（见图 2）。这样双眼和肾俞穴交替温敷，每天做 10 分钟，对有黑眼圈的人很适用。

掌心是心包经的井穴，就是心包经发源的地方，心包经是阳经，性质很热。搓热了掌心等于鼓舞了阳气，用它来温敷双眼和肾俞穴，等于用火穴补水，可以达到温暖肾阳、助推血运的效果。

# “丰乳肥臀”的女人更健康



女人的丰乳肥臀，男人的健硕腹肌，是现在娱乐圈胜出的偶像，或者“男神”“女神”们必备的“硬件”。这些看着美丽、养眼甚至诱人的身体优势，是异性之间互相爱慕时的生理基础，这与好色、节操无关，而是因为人们会在本能上感知，只有具备这些样貌优势的异性，才具有更加旺盛的生命力和自我防卫能力，甚至可以说，是人类的繁衍本能决定了最终的审美取向……

这些构成美男美女的特质，都是人类在进化过程中逐渐获得的成果，而这些样貌的改变或消失，自然预示着身体开始走下坡路了。从平胸垂臀到大腹便便，之所以给人感官上的抵触，归根结底是因为它们也暗示着衰老将至，健康不再，甚至会影响生育能力……

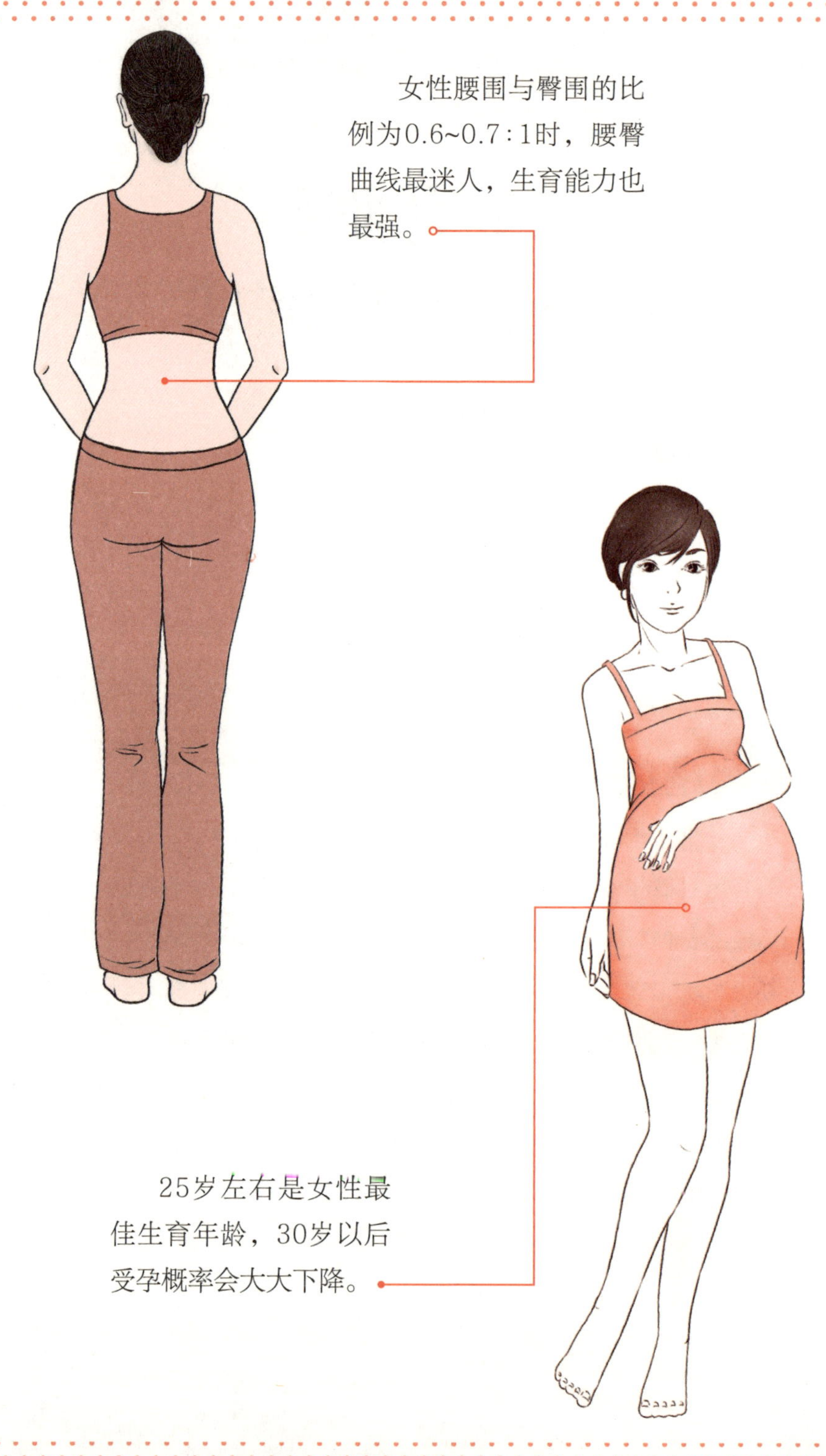
女性腰围与臀围的比例为0.6~0.7：1时，腰臀曲线最迷人，生育能力也最强。
25岁左右是女性最佳生育年龄，30岁以后受孕概率会大大下降。

## 乳房是衰老最早的器官

哺乳动物的乳房，首要功能都是哺育后代。但是，唯独人类的乳房具备美感。在男性对女性的关注中，乳房是重要的一部分。所以现在丰胸、各种款式的内衣已经成了女性追求的时尚，这显然是增加她们自身魅力的重要组成部分。事实上，如果从哺育角度说，人类这种挺翘在胸前的乳房其实对婴儿吃奶是非常不方便的。其他雌性灵长类动物的乳头是拉长的，便于让它们的下一代轻松地找到，并从中吮吸奶水。而人类的婴儿就遇到麻烦了，因为母亲的乳头相对短小，丰满的乳房表面是一大片平滑的皮肤，母亲需要把身体还不硬实的孩子抱在怀中，才能够到乳头，这甚至成了很多新妈妈的难题。

胸部较小的女性总是会担心，怕自己没有能力进行母乳喂养。具有讽刺意味的是，偏偏就是胸部较小的女人更适于母乳喂养，她们的哺育效率比那些乳房丰满的女人高多了。这是因为她们的胸部拥有较少的脂肪组织，虽然在外形上不够丰满，不太便于散发出成熟女性的魅力，但这丝毫不会影响到奶水的供应。因为脂肪对乳汁的分泌毫无帮助，起作用的是乳腺组织，一旦这些乳房不丰满的女性受孕，她们的乳腺组织体积会增大，胸部变得丰满，但由于她们的乳房不是那么硕大，喂养起小宝宝来就不会那么吃力，同时也能更好地让小宝宝避免窒息之苦。

那么，为什么人类要进化出这么一种并不方便的乳房？原因很简单，就是为了好看。从进化的角度上说，是为了通过美来吸引异性，完成繁衍目的。而这是所有生物的共同特点，孔雀最美的时候是开屏的时候，开屏一般都在发情期，为了吸引雌孔雀。植物中，花都是最漂亮的，而花就是植物的生殖系统。也就是说，生物的所有进化成果，都是围绕它们的繁衍目的而产生的。只不过进化到人这么高级的时候，繁衍就不那么功利了，至少有能力使繁衍的内涵丰富起来。这种外延，就是我们能看到的美丽，包括乳房的挺翘。而这点也是作为人独有的，是进化到人这个高级阶段才展现出来的。

由此可以说，人类的乳房是一个进化相对高级的器官，这一点，从进化史上也能找到证据。现代科学研究还发现，乳房美受地理环境及种族的影响，文化文明程度高的地区女性的乳房比文化文明程度低的地区的女性的乳房位置高。欧美女性的乳房位置高，东方人多在中下位，故欧美女性的乳房比东方人要美。

哺乳动物的乳房原本位于腹部的位置，随着进化、人类直立的开始，乳房逐渐向上提升到胸部。所以，进化程度高，乳房的位置就高，进化的能力足以使它提升到看上去很美的位置。

那么，是什么在进化中决定了乳房的位置和美感呢？归根结底是饮食，或者说营养。研究人员发现，高加索人种，包括多数欧洲、北美洲民族，一部分中北亚民族和印度，这些种族女性的乳房，一般比较膨大浑圆，形状呈丰满的半球形，挺拔而富有弹性。这是由遗传因素和环境因素共同决定的，其中的乳腺小叶细胞，受雌激素刺激的受体的活性，较东方女性高，所以，一旦进入青春期，乳腺就对身体开始分泌的雌激素发生反应，乳房就开始发育，因为雌激素受体比亚洲人敏感，所以这里的女性乳房发育较亚洲女性要早，发育成熟的乳房体积也较亚洲女性平均高出11%~15%。

另外这些地区的饮食中的脂质含量偏高，热量偏高，也使高加索女子的乳房饱满。根据欧洲某医学集团的研究，西北欧国家（英国、法国、德国、瑞典）年轻女性的乳房平均尺寸较南欧地中海拉丁民族国家（西班牙、意大利、葡萄牙）女性多出7.2%，而“地中海饮食”是现在国际范围内最推崇的健康饮食，以低脂肪、低热量著称。

对于中国女性来说，首先不具备受体敏感的特点，同时，我们祖辈的饮食一直是以粮食、蔬菜为主，这些都决定了中国人乳房不可能比欧美人丰满。这似乎成了现在国人的一大心病，非此，丰乳隆胸手术不会像现在这么流行。但是，这也带来了另一个好处，就是中国人乳腺癌的发病率肯定低于欧美国家。欧美女性乳房里的雌激素受体对雌激素过于敏感，而高热量的饮食又使她们的雌激素容易过高，这两种原因都导致了她们乳腺癌的高发。曾经的美国“第一夫人”中，就有多位是乳腺癌患者。只可惜，中国人的这一优势现在也逐渐降低了，因为我们也开始效仿和接受欧美的高热量饮食了，这一点虽然在一定程度上增加了中国女性的乳房丰满程度，但乳腺癌的风险也随之而来。

# 能速效丰胸的都是“致癌剂”

女性要丰胸，无非是担心乳房随年龄的增长而干瘪、下垂。但是，这个担心是徒劳的，因为身体的任何器官都不能选择地遵守进化的规则。前面说过，只要这个器官是人类独有的，是到了人类这个进化程度才进化完成的，那么，这个器官就是高级的，是高级的，就会提前衰老，就要比其他相对低级的器官衰老得早，这可能就是高级器官的“宁缺毋滥”的精华之处吧！

所以，乳房就和之前我们谈到的，使人能自如表现喜怒哀乐的表情肌，使人能抬头做人的颈部脊柱弯曲一样，都会在其他器官衰老之前衰老。这是无法改变的，我们唯一能避免的就是未老先衰。未老先衰就是体质的虚弱所致，而体质的虚弱，从本质上就是衰老，一个身体虚弱的30岁的人，很可能与一个健康的40岁的人具有同样的身体年龄。

《黄帝内经》中有这么一段话：“帝曰：人年老而无子者，材力尽邪？将天数然也？岐伯曰：女子七岁，肾气盛，齿更发长；二七而天癸至，任脉通，太冲脉盛，月事以时下，故有子；三七肾气平均，故真牙生而长极；四七筋骨坚，发长极，身体盛壮；五七阳明脉衰，面始焦，发始堕；六七三阳脉衰于上，面皆焦，发始白；七七任脉虚，太冲脉衰少，天癸竭，地道不通，故形坏而无子也。丈夫八岁，肾气实，发长齿更；二八肾气盛，天癸至，精气溢泻，阴阳和，故能有子；三八肾气平均，筋骨劲强，故真牙生而长极；四八筋骨隆盛，肌肉满壮；五八肾气衰，发堕齿槁；六八阳气衰竭于上，面焦，发鬓斑白。”

这段话描述了人从发育到衰老的全过程。

“五七”，就是35岁，女人从这个年龄开始，人的各个脏器都出了问题，从外表看，首先是面容、头发、身体都不再年轻，好像一座房子建了太久，撑不住了，支离破碎，要倒塌一样。那么，是什么在之前一直撑着这个房子呢？从这段文字中看，就是各种经脉之气。所谓“经脉之气”，其实就是维持身体各个器官功能活动的能量，在中国人习惯中，我们称之为“火力”。

如果把人体比喻成一棵大树，火力不足的时候，就是树根吸收不到足够肥料的时候，之前靠树根供养维持的树叶、树干，就会先后枯萎了。回到身体上，也就包括女性年轻时丰满的乳房等，都是靠人体的“树根”供养的。如果树的年龄到了，再怎么维护，树叶也要脱落。如果树虽然年龄不到，但遭遇了病虫害或雪灾、雷劈，就会提前老去，也同样维护不了树叶的丰茂。所以，从这里就可以看出，如果想丰胸，唯一的办法就是使人体之根不老，或者不要提前老，除此之外的丰胸，只能求助于填充整形的粉饰效果了。这个人体之根就是我们常说的各种“脏腑之气”“脏腑之阳”，比如，脾气、肾气、脾阳、肾阳等。

乳房的内部结构很特殊，由三种成分构成，一种是脂肪，一种是结缔组织，一种是乳腺。乳房之所以在青春期丰满起来，是其中的乳腺受到了雌激素的刺激而增大；与此同时，在雌激素的作用下，脂肪也增加了在乳房中的分布。因为乳房中没有一点儿肌肉，所以不像腿部和胳膊，通过锻炼肌肉可以使其丰满紧致起来。任何局部的锻炼对乳房的改变都无济于事。乳房的丰满和隆起的程度，只取决于激素。

有人会问，既然取决于雌激素的作用，能不能补充雌激素？回答是坚决的：绝对不能！因为雌激素是把“双刃剑”。雌激素确实有刺激乳腺发育的作用，但那是在生理尺度之内，在你的青春期，或者更宽一点儿，是你的生育期内。如果你自己增补，超过了生理限度，超过了能补的时期，马上就要诱发癌症。很多人之所以罹患乳腺癌，就是因为她们自身的雌激素分泌出了问题，在该分泌减少的时候仍旧分泌很多，这就要肇事了。所以，通过雌激素来丰胸基本上等于“饮鸩止渴”，等于用毒药给自己解渴！

即便大家知道这一点，但还有很多人去求助那些能丰胸的产品，或者涂抹了一些能使自己容颜不老的化妆品，但是商家不会在他们的产品上标注含有雌激素，最多是承诺你能使皮肤细腻水嫩。这些看上去很美的承诺，其实靠的就是雌激素的作用。

雌激素对女人的青春来说，确实是好东西，除了保证乳房这样美丽的“第二性征”之外，还能使皮肤水嫩。足够的雌激素使皮肤能保持一定的水分，所以青春期的女孩子看上去总是水灵灵的。而女人开始衰老的第一个指征，就是皮肤的皱纹、憔悴，这些都是因为皮肤缺水，因为雌激素不足，不能再帮助皮肤保水了。所以，如果一种护肤品在涂抹之后很快使皮肤变得细嫩，最大的可能就是添加了雌激素，而很多人在不明真相的情况下使用，虽然皮肤显得好了，但会招来乳腺癌的巨大后患。

既然如此，还有办法使乳房不过早衰老吗？办法肯定有，只是不同于大家的预期，它需要通过改变体质，增加身体的能量即“火力”而间接影响。这需要一个“授人以渔”的相对长的时间，而那些“授人以鱼”的速效办法，给你的很可能是条有毒的河豚！

## 补脾、补肾是“丰乳大计”

前面说了，亚洲人的乳房位置没有欧美人的高，这与亚洲进化时能量的或缺有关系。换句话说，就是亚洲人一贯的饮食没有欧美人那么有营养。虽然这种营养在现在已经被认定是热量过剩的不健康饮食，但单从能量保证上，欧美人日常过量摄入的肉、蛋、奶，确实优于亚洲人的粮食、蔬菜。这也提示我们，想要保证包括乳房在内的器官不提前衰老，必须有足够的能量供应，换成中医的概念，就是气血要充盛，这里面就涉及脾和肾的问题。

和欧美人的“丰乳肥臀”相比，中国人更多的是“平胸垂臀”，这和脾气虚有直接关系。脾经是从足下开始，沿着大腿内侧，向躯干延伸，经过腹部和胸部……其中包括乳房的位置。所以，脾经是负责向它经过的这些部位和相对应的脏器提供能量的。用中医的话说，就是保证所经之处的气血供应。因此，一个脾虚的人，除了消化功能减弱之外，还会同时出现体态上的改变，最典型的就是肚子松弛下来了，乳房垂下来了。发生这种体态变化的时间，女性一般是五七三十五岁，男性一般是五八四十岁。因为这两个时间点，是人体的气血走下坡路的节点。

但是，肯定不是所有人到了这个年龄都会出现这个问题，有的女人可能到了四十几岁仍旧身材紧致，这种人肯定是身体很好的，肯定是40岁的人、30岁的身。还有的人，可能到了四七二十八岁的时候，上面的症状就出现了，道理也简单，肯定是体质很弱，30岁的人，40岁的身。

演员刘晓庆是个很能折腾的人，年过六十还能演全场的音乐剧，而她的面容也不像60岁的，说她40岁肯定有人信。除了一般的保养，她显得年轻的关键就是身体好，至少不会脾虚，否则怎么有体力唱下全场？而且她经常是每天连续演出，这种体质就保证了各个脏器的能量供应，当然也包括乳房和肚子，至少她要比同龄人紧致。

所以，唯一能帮助你保持身材的办法，就是体质的整体提高，这可以通过补脾，甚至补肾来达到目的。因为从疾病程度上看，肾虚比脾虚严重；从补养强度上说，补肾比补脾更给力。

中医的“脾”和“肾”，其实都不是我们身上可以看得到的实体器官，而是一系列功能的组合，或者说，是中医将身体出现的不同程度的病变，按照疾病的轻重程度不同，分别给出了“脾虚”或“肾虚”的诊断。所以，脾虚的时候，可能会包括消化系统、循环系统等多个系统一起出问题，但它们在程度上是一致的。肾虚也如此，也是多个系统出问题，但程度上又比脾虚要严重。可以这么说，在疾病的初期，一般先是脾虚，如果脾虚不控制，继续发展就是肾虚了。而肾，就相当于人体之根。所以，从提高体质，或者防止衰老上说，"第一道防线"是健脾，"第二道防线"就是补肾了，因为脾虚和肾虚的区别不是部位的不同，而是程度的不同。

再回到丰乳问题上。真正能丰胸的食物，首先是能健脾的食物，其中包括山药、大枣、小米，补肾的食物就包括何首乌、桑葚、胡桃、虾、羊肉、芡实。如果你去查《本草纲目》之类的古典医籍，在这些补脾、补肾的药物后面多有这样的评价："久食，使人肥白不老。"这里面包括两个元素，一个是"久食"，已经暗示你补肾、补脾，特别是当你借助食物的时候，必须是持之以恒地长期食用，养成每天的生活习惯，不可能期待一次吃大量，之后若干天不再吃而达到补肾的效果。因为毕竟它们是食物，即便是药物，每天服用还未必都能收效呢，更何况每个人都能吃的食物了。

另一个是"肥白不老"。这个"肥"是和消瘦、干瘦相对的，但凡干瘦、消瘦的人，都是伤到肾阴的程度，已经伤到了生命之根，所谓"瘦人多阴虚"。他们的瘦是被虚火耗干了，是很快就要衰老的。

而"白"经常和"不老"连在一起，其实非常符合我们前面说的进化规律。白皮肤的人是发育完好的，只有发育不好、迈向衰老时，人的皮肤才会变得颜色深，由白到黄再到黑，而黑就是衰老的极致。

# 八块腹肌的迷人之处

美国以前有本书，叫《格调》，曾经被称作时尚界的“圣经”，因为书中对各个阶层人的格调做了全面而客观的论述。书中也说过“大腹便便”的，那种毫无腹肌的臃肿体态，被认定是“最下层民众”才有的。

之所以出现这种体态，首先是因为下层民众饮食不丰富，离吃不饱的时期还不远，所以更喜欢吃脂肪含量高的、吃起来香、能解馋的食物；同时，他们没有健康的观念，所以经常疏于锻炼，或者一直忙着挣钱而没时间锻炼，要么就是因为缺乏对自己理性的约束而很懒惰……总之，这本书的作者认为，一个没有很高格调的人，他的体形也会随格调而变得低级，甚至很丑陋，其中就包括大腹便便。这种从自我管束能力上分析的结果，也很符合中国后来的国情，生活富裕的人都会讲究一点儿，不仅讲究饮食的健康，还讲究仪态的得体，这些都使他们不会过分放纵自己。而从进化角度，结实的腹肌也确实是进化到人才有的“专利”，也是相对高级的。

武汉的汉正街上，有个拉板车的工人，虽然四十几岁了，但因为每天繁重的体力劳动，使他拥有标准的八块腹肌。他的照片晒在网上之后，获得很多女性的拥趸，女人喜欢的就是这样强健有力的腹肌。在影视圈，有

“型男”美誉的影星，大多有如此腹肌，比如，之前的周杰伦，就在记者会上大秀腹肌，惹得台下女观众一片惊呼。男人的腹肌是健康的标志，也是发育好的标志，因为腹肌是人直立之后才成为必须具备的“防御组织”的。

人类进化为直立之后，腹部从过去爬行时的朝向地面，变成了面朝前方，因此马上背负上了一个任务，就是拦住来自前方的危险，保护腹腔里的内脏。为了这个目的，腹部的肌肉是唯一可以指望的最坚强组织，腹肌越强健，对内脏的保护就越好。与人类不同，哺乳动物如老虎、豹子，乃至猪、羊，都无须如此，它们的腹部朝向地面，所以腹肌也是这些动物身上相对薄弱的地方。我们买猪肉时的“五花肉”，就位于猪的腹部，里面有大量的脂肪，也因为脂肪，动物的腹肌远远不如人类，普遍都显得很松弛。

医学研究者发现，在人类从爬行变成直立的过程中，有很多代价，比如，颈椎病、腰椎病、高血压、心脏病等，都是因为直立而带来的问题。唯独腹肌，是进化带给人类的看上去很美，而且也最利于健康的组织，因为腹肌的有无还可能涉及很多慢性病的问题。

## 男人的“大肚腩”，女人的“游泳圈”

我们观察一下孩子，两三岁之前的孩子是没有腹肌的，所以，他们总是挺着小肚子。有些被中医诊断为“疳积”的孩子，甚至会呈现出脖子很细，上面顶着个大脑袋，下面连着个大肚子的病态。这种情况中医归结为“脾虚”。这会在孩子上学前后逐渐减轻，因为腹肌的逐渐强健，腹腔中的内脏得到了适当的束缚，肚子也就不那么挺了。

如果从中医角度分析这个问题，是因为肌肉是归脾所主的，所谓“脾主肌肉”，而脾是后天之本，言下之意就是，脾气的旺盛是在出生之后逐渐开始的。学龄前后，7 岁左右，先是肾气开始充盛，由此带来脾气也能健运了。这个时候，肌肉特别是腹肌才有了强壮的可能，肚子才可能缩回去。而这一点，也符合进化的规律：凡是高级的，凡是进化到人类才出现的甚至是独有的，都会较晚地发育完成。腹肌是人类独有的，所以它需要在发育、生长的过程中逐渐形成。

不独如此，这种相对高级的组织，还会赶在其他组织衰老前衰老，这种高级组织的好日子总是很短的。我们观察一下腹肌的衰退，一般在三十几岁之后就开始了，女性会慢慢在肚子上出现一个“游泳圈”，男性逐渐地开始“挺胸叠肚”，有了“大肚腩”。除非像“板车哥”那样，每天不间断地锻炼、运动。但是，即便如此，“板车哥”现在的腹肌，也一定比他二十几岁时要弱了很多。这就是相对高级的组织会随年龄增长逐渐衰老的道理。

所以，女性之所以迷恋有八块腹肌的男性，是审美的选择，也是对年轻配偶、健康男性的本能选择。腹肌像身体的一个“挡箭牌”，强健之后可以抗击打，能最大限度地保证内脏乃至身体的安全、健康。事实也确是如此，一旦你的腹肌被脂肪代替，缺少的就不仅仅是“挡箭牌”了，那些积存在腹部的脂肪，比任何部位的脂肪都更能导致高血脂、高血糖、高血压的发生。因为腹部脂肪离肝脏最近，也最疏松，所以那里的脂肪更容易被吸收进血液，成为整体健康的祸害。

研究发现，衡量一个人是不是肥胖，不仅要看体重，还要看腰围。有的人虽然体重不重，或者仅仅是超标，但腰围很大，这就意味着他的腹部脂肪囤积过多，这种人更不可能有腹肌。当男性的腰围大于 90 厘米，女性的腰围大于 85 厘米时，就不折不扣地属于肥胖了，而且是对健康危害最大的“腹型肥胖”。

《黄帝内经》中对人的衰老有个论述，“女子……五七阳明脉衰”，“男子……五八肾气衰”，即女性从 35 岁开始，男性从 40 岁开始，身体开始衰老。“阳明脉”指的是脾胃之经脉，到了这个年龄，脾气、肾气都开始衰退。从经脉的循行上看，这两个经脉都经过腹部，腹部的肌肉正在它们的管辖范围内，这些经脉之气的衰退，自然影响到循行所经部位，所以，人开始衰老的第一个特点就是肚子先胖起来。

由此也可以看出，正确的减肥绝对不是腹泻、去火，而是应该根据发胖的原理去治疗，这个原理就是补脾、补肾，就要用补药，一些平时吃了会上火的药物，如金匮肾气丸、附子理中丸。如果你是个肚子很大的胖子，而且舌苔不厚，舌质也不红，虽然胖但是肚子很怕冷，遇冷就要腹泻，整个身体也非常松垮，这种情况就可以试试上面这些火力很大的补药。

有的人吃这些药的初衷是为了治疗腰腿怕冷，晨起腹泻，总之是说明书上写的症状，结果吃了药之后，不仅这些症状缓解了，而且身体也变得紧致了一些，不像以前那么虚胖了。由此也可以看出，随着年龄而出现的肥胖，本质一定是虚的，是和腹肌的衰退甚至消失同步的，所以才会用到补肾、补脾的药物，而这些药物也正是所谓的抗衰老药物。

反倒是那种吃了就能腹泻的所谓减肥药，正好会助长这种因为虚

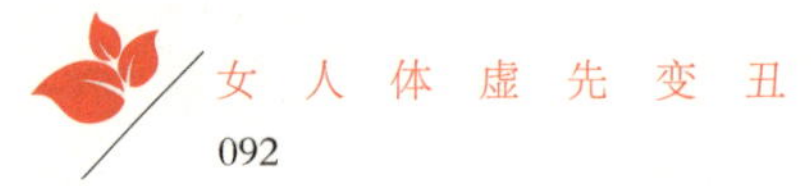



和老导致的肥胖。因为人为地腹泻，就是对阳气的打击；会出现“30岁的人，50岁的阳气”。这样虚弱早衰的阳气，只能使代谢减慢，最终加剧肥胖。所以很多人说停了减肥药之后会“反弹”，就是这个道理，因为阳气在一次次腹泻过程中，逐渐衰弱了，更加代谢不动脂肪了，体脂就开始报复性地在体内沉积。

## “甘油三酯”高能导致猝死

中国人血脂高之中，甘油三酯高的人的比例比欧洲人高。这可能抢在低密度胆固醇升高导致的心脑血管病之前，就要了你的命。因为甘油三酯高，很容易诱发急性胰腺炎，这在中青年中很常见。

有个年过30岁的公司职员，拿着一张血脂化验单向医生咨询，因为他的血脂化验单上的甘油三酯水平为16.38 mmol/L，而正常参考水平为小于1.70 mmol/L，他的指标差不多是正常水平的10倍。医生第一句话就问：“你得过胰腺炎吗？”他立即回答：“我得过好几次胰腺炎了，前不久因为胰腺炎还开了刀呢！”他很奇怪，高血脂不是导致心脏病、高血压吗，和胰腺炎有什么关系？

为什么甘油三酯高会引发胰腺炎呢？一般认为有三种可能的原因：第一是过高浓度的甘油三酯会使血黏度增高，从而引起胰腺的微循环障碍和胰腺组织缺氧；第二是富含甘油三酯的脂蛋白颗粒聚集堵住了胰腺血管；第三是胰腺中存在大量脂肪酶，在血液中甘油三酯升高的情况下，脂肪酶可作用于甘油三酯，释放出有毒的游离脂肪酸，对胰腺产生毒性作用。

目前，医学界已经形成了共识：凡是甘油三酯水平高于或等于5.56 mmol/L，就预示进入了“高脂血症性胰腺炎”预防的警戒线，这样的人很可能因为一顿暴饮暴食，或者食物过于油腻而引发急性胰腺炎。而胰腺炎的腹痛又往往被他们误以为胃病犯了，或者仅仅是“吃得不合适”。因为这些人往往是三四十岁的壮年人，平时身体很壮，往往会导致诊断和治疗的延误，有的甚至可能为此丧命。胰腺炎是胰腺里的胰酶被激活后，引起胰腺组织自身消化、水肿、出血甚至坏死的炎症反应。你想想，这些平时可以把难以消化的食物都消化吸收的消化酶，开始消化自己肚子里的器官组织时，情况有多严重?！据了解，万利达的创始人，就是因为胰腺炎最终不治而离世的。

很多甘油三酯高的人，都有肥胖的问题，特别是中段肥胖、“腹型肥胖”。如果你是这种体形，而且甘油三酯达到甚至超过了上述的“警戒线”，一旦在暴饮暴食或极度疲劳之后，突然产生位于上腹正中或偏左的腹痛，疼痛持续性加重，严重者似刀割一样，而且向背部、肋部放射，同时伴有恶心、呕吐，甚至发热的症状，就要想到胰腺炎的可能。

胰腺炎的预防也很简单，就是减肥降脂。而甘油三酯的降低和生活方式、饮食关系最密切，比胆固醇高更容易控制。在它增高的初期，你只要坚持两星期的运动和低脂肪饮食，甘油三酯一般都会有不同程度的下降；如果你能保持下来，血脂高及胰腺炎的问题也就减少了。

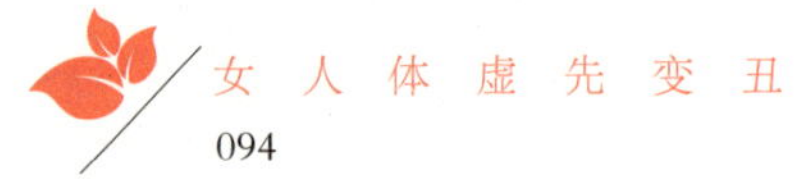

# 女人最迷人的腰臀比是 0.6~0.7：1

与女性喜欢男性的八块腹肌一样，男人看女人也有标准，从身材上，纤细的腰身是必需的。莫言有部小说，叫《丰乳肥臀》，据说这个名字当时出来的时候，很多人觉得很色情，甚至想象着其中一定有涉黄情节。事实上，莫言是借“丰乳肥臀”的女性特征来讴歌母性的伟大，而母性的前提就是生殖能力，“丰乳肥臀”的体态就是为这一天职奠定基础的。

拥有一个“丰乳肥臀”的迷人曲线，是需要前提的，首先是适当的脂肪，这是女性健康之必需。女性的体内脂肪必须在 10% 以上，才能维持正常的月经，才有生殖能力；一旦低于这个标准，不仅看上去很干瘪，而且月经马上停止。

我们都知道壁虎的特点，每当遇到危险，它就会甩掉尾巴去引诱捕食者，让自己的身体脱身，因为尾巴对它而言是个非常次要的器官，断掉之后还可以长出来。人体也如此，它需要为自己的生存留有积蓄，当脂肪过少，身体的能量维持受到威胁时，身体会像壁虎一样“舍车保帅”，相对自身生存来讲，生殖是次要的，是可以暂停的，所以过瘦的女性会马上停止月经。很多职业的马拉松运动员，经常是没有月经的，就是因为高运动量的训练使她们的体脂降得很低，只有等到她们停止训练，月经才能恢复。

女性除了必需的脂肪之外，其次需要的就是“腰臀比”了，腰臀比指的是腰围与臀围的比值，而这一点是人类独有的。前面我们说了，美人必须有个细长的脖子，之所以这样的脖子看上去顺眼，是因为它符合人类的进化规律。人类站立之后，不用像爬行时那样非得抬头才能往前看，颈部骨骼肌肉的使用强度逐渐下降，于是，颈椎的骨骼和肌肉也就用进废退地变得纤细起来。

腰部也一样。人类一共有 12 条肋骨，但最下面的两条肋骨并不是结实地和脊柱连在一起，这两条肋骨的前端是游离状的，所以又叫“浮肋”。在最后一条肋骨和下面的骨盆之间有一段空隙，这个空隙就是腰，这就是人与动物不同的地方，它造就了人类独有的“腰臀比”。

人直立之后，腰部的责任变得十分重大，因为人需要前后左右地转身，所以，腰部就成了人体的一个枢纽，这个地方必须柔软，必须能够自如旋转。为了这个目的，肋骨与脊柱的连接就不能是钉死的。为此，接近腰部的两条肋骨就游离了出来，腰部也就细了下来，而这正是进化到人时的高级之处。好莱坞明星梦露，为了突出自己的纤腰，保持魔鬼身材，不惜通过手术拿掉了两根肋骨，就是要追求一个最完美的“腰臀比”。

奥斯汀大学的研究者发现，当腰臀比在 0.6~0.7∶1 的时候，女性的活动最自如，生育能力也最强；一旦腰围大于臀围，这个优势便失去，而且一些慢性疾病，比如，糖尿病、高血压等就会找上门来。而保证腰围小于臀围的前提，首先是腰部要足够纤细，同时臀部要足够丰满。

中国有“男主外，女主内”的说法，事实也如此，人类的进化就是这么分工的。男性既然主外，他们的运动会多一些，从过去的狩猎到后来的耕作，都需要双腿的运动，这就使男性更可能有个肌肉发达的翘臀。而对女性来说，主内是需要安静的，坐的机会比行走的机会多，所以她们需要一个宽大的臀部保持姿态的稳定，这是女性宽臀的原因之一。另一个更加重要的问题是，女性的孕育功能必须以骨盆的宽大为前提。

## 骨盆过窄者易患妇科疾病

与生殖相关的各个器官，都在骨盆中，而骨盆的血液循环与身体的其他部位不同，这里的血管更细，管壁更薄，弹力更小，所以，血液流经这里，就好像进入了“沼泽地带”，血液的流速马上慢了下来。中医有个经验之谈，“十女九瘀”，意思是，十个女性中，有九个有瘀血。这个瘀血自然是会影响健康的。之所以有这么高的比例，与盆腔的血流特点有关系，甚至可以说，瘀血或盆腔瘀血是现代女人的常态。除了血管本身的特点之外，这又与现代女性骨盆的男性化趋势有很大关系。

《圣经》里说，夏娃是上帝用亚当的一根肋骨做成的，这个传说有很多隐喻。比如，社会学家们会相信这是女人之所以要依赖、从属于男人的一个最根本的原因，而从人类体形文化学看来，这个隐喻则是：

女性骨骼的完整发育，是基于男性骨骼发育的基础上，通过第二次发育得以完成的。

具体说就是，女性显著宽大的骨盆，是在雌激素的作用下，发育完善的，可以说雌激素是女性骨盆发育的原动力。众所周知，雌激素是青春期开始分泌的，如果这个时段的女孩子为了减肥，或者其他原因导致营养不良，就会影响雌激素的分泌及骨盆的发育。这样的女孩子，可能一直和男孩子一样，没有明显的胯部，是上下一样的“面条身材”，其骨盆的发育始终停留在“亚男期”。虽然她们没了因为臀部宽大而穿不了牛仔裤的困扰，但等待她们的可能是妇科疾病，比如，痛经甚至不孕，原因就与上面所说的盆腔瘀血有关。过于窄小的骨盆更不利于盆腔血液的循环，这是很多中医妇科医生在多年的临床观察中发现的。

怎么知道你的骨盆是不是过于窄小呢？窄小之后又有什么补救办法呢？

首先，平躺在床上，双腿伸直，自然放松，这个时候，正常情况下，两只脚的脚尖应该自然地朝外展开，如果两个脚尖不朝外而是朝里，一般都是骨盆偏窄。因为骨盆窄，对股骨头关节形成了限制，脚尖自然就要向里。这种人要经常做一些可以使骨盆打开的锻炼，尽量使骨盆松弛、变宽，这样也是为以后的孕育打基础。

具体的办法就是，双腿盘起来，两手扳住两个膝盖，用力掰向后外方，使髋部尽可能地打开。这个姿势最好是对着墙壁做，使膝盖尽可能低地压在墙壁上，以身体的力量向墙壁方向压，髋部在压迫下被动打开。这个时候会感到髋部因为抻拉而疼痛，就这样坚持几分钟，可以从最初的 2 分钟，逐渐延长到 10 分钟。每天坚持，窄小髋部在这

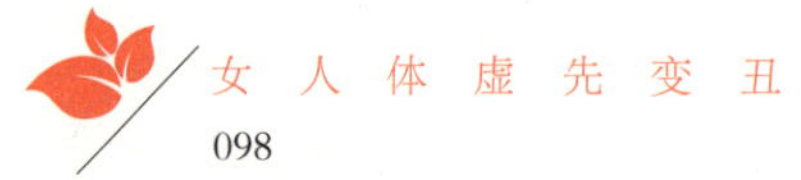


样的被动松动下会适当地宽松起来。而且在这个过程中，盆腔中的器官也得到了被动运动，血流的速度也会加快。除此以外，这类女性在日常保养中，要比那些肥臀者更注意保温，如果能在每次这样的松胯锻炼的同时，进行热敷，对盆腔器官的保养效果会更好。

## 现在的人为什么容易流产

现在的人越来越娇贵了，最明显的是越想要孩子的，反倒越容易流产，“习惯性流产”变得常见。所谓“习惯性流产”，是自然流产连续 3 次以上者，而且，每次流产往往发生在同一妊娠月份，比如，每次都是怀孕到 3、4 个月的时候就流掉了，中医称之为“滑胎”，最容易在怀孕 3 月时发生。

为什么现在“习惯性流产”的发生率升高了？要从自然流产的发生原因说起。自然流产主要原因有两点，一个是先天子宫发育异常，另外一个就是自身免疫问题。而这两个高危因素，其实都是因为做妈妈的女人身体“hold（控制）不住”了。

先说子宫自身的问题。一种是因为之前多次流产、多次刮宫手术，导致子宫颈口损伤，还有的人属于先天性发育异常，宫颈口本身就松弛，此类患者在中期妊娠后，由于羊水增多，胎儿长大，宫腔内压力增高，“hold 不住”时，胎囊从宫颈内口突出，当宫腔内压力增高至一定程度，就会破膜而流产。所以，这种流产前常常没有自觉症状。中医的“滑胎”之名确实很形象，是因为托不住才流掉的。

子宫发育不良，其实就是中医说的肾虚，先天不足，自己就没发育好；而频繁流产本身就是在人为地制造肾虚，这在现今很常见，也是不孕的主因之一，可以使孕妇在再次怀孕时因为虚损而“hold 不住”。所以，如果你以后想要孩子，就不要轻易地人工流产，因为这种“hold 不住”是随过去流产发生的次数而上升的。有统计显示：和同一个伴侣有 3 次连续流产的女性，发生自然流产的危险性可高达 55%。如果一个女性已经生过 1 个孩子并有 2 次流产史，则下次妊娠时发生流产的概率为 26%。如果没有生过孩子已经有 2 次流产史，则下次妊娠时发生流产的概率为 40%~45%。

造成自然流产的另一个重要原因，也让医生很无奈的原因是“自身免疫性”因素。不独流产，现在的很多疾病，都是因为属于“自身免疫性”疾病而难治。什么是“自身免疫性”疾病？这种难治的问题什么时候容易发生呢？

所谓“自身免疫性”疾病，通俗地讲就是，本该是防范病毒、细菌等“外敌”的身体的免疫系统，对这些“外敌”的识别能力降低了，而错把自己身体的一些组织、细胞当成了“外敌”，和自己的“同胞”打起来了，这就导致了“自身免疫性”疾病的发生。比如，我们常听说的红斑狼疮、牛皮癣、类风湿性关节炎，还有甲状腺疾病等，都是“自身免疫性”疾病。

什么时候我们的免疫系统会“敌我不分”了呢？就是人老了、虚的时候，所以，上面的这些难治病，多见于 40 岁以上、更年期左右的人群，就是因为这个时候的人已经进入虚损阶段。

之所以如此，是因为在进化层次上，这种自杀性的“自身免疫”功能相当于个体发育的早期阶段，也就是说，在进化层次上是低级的，而能识别“外敌”的免疫能力则是相对高级的。当人老了、虚了，和之前说过的诸多情况一样，高级的、能识别“外敌”的免疫能力率先衰退了，接替它的则是原本低级的“自身免疫”。所以，人上了年纪，抵抗力就比年轻人低，容易受到各种感染；但是，与此同时，各种“自身免疫性”疾病却高发了，就是这个道理。因为高级的免疫系统“让位”给低级的了，所以才会“敌我不分”地混战一团，也因为是混战，所以这类病治疗起来非常棘手。

如果这种情况出现在怀孕之后，免疫系统同样可以“敌我不分”地将受精卵视为敌人，由此导致免疫系统“群起而攻之”，流产就这样发生了。

所以，为避免自然流产，也就是保证胎儿不“滑”掉，能“hold 住”，有个准则已经非常明显，就是不要等到身体老了或虚到了免疫系统“敌我不分”的时候再怀孕，之所以很多高龄怀孕的人流产率高，身体不好的人孩子总保不住，根结就在这里。

既然是因为虚了、老了，才由于自身免疫问题导致了流产、滑胎，中医治疗这类疾病，一般都离不开补肾，求的就是通过补肾，使虚弱的、提前衰老的身体能恢复青春，“分清敌我”，能“hold 住”。

中医有个有保胎作用的名方，叫得很响亮——“泰山磐石散”，里面用的全是补药，人参、黄芪、白术、炙甘草、当归、川芎、芍药、熟地、川续断、糯米、黄芩、砂仁。前八味是“四君子汤”和“四物汤”的组合，分别能补气、养血，后面的川续断是补肾的，黄芩、砂仁是避免这些补药的滋腻碍胃，防止孕妇害口。

方子的注释上特别说明，这类孕妇有“堕胎宿疾”，就是说有流产病史，而且多是面色淡白、倦怠乏力，很明显的气虚征象。当时医生的嘱咐是：“但觉有孕，三五日常用一服，四月之后，方无虑也”。意思是，只要发现怀孕，就可以吃，而且隔三岔五地吃一次，这样维持到怀孕 4 个月时才安全起来。母亲如果都虚弱到自身难保的程度，胎儿就更难保住了，所以要充分地利用补药帮助孩子“扎下根”，而且扎得像泰山磐石一样坚实。

## 28 岁前是最佳怀孕期

前面我们说到，25 岁时最后一个发育成熟的器官——大脑的额叶成熟了。至此，身体达到了生命的顶点，接下来要发生的就是开始逐渐地走下坡路，从心脏到大脑乃至身体各部分，只是程度不同而已，所以，补肾的最佳时期被认定是 25 岁。这一点，在中医经典中早有论述，《黄帝内经》在讲述男性、女性的成熟年龄时说：“三七肾气平均，故真牙生而长极；四七筋骨坚，发长极，身体盛壮；五七阳明脉衰……”这是以生命周期为 7 年的女性为例。三七二十一岁时，肾气已经到了可以孕育生命的时候；到了四七二十八岁时，则是身体最丰沛的时候，相比 21 岁，28 岁时虽然更加丰沛，但是马上面临下降的拐点。

如果从纯生物学上来说，25 岁左右是女性最佳生育年龄，这时子宫颈管弹性好，容易扩张，子宫肌肉收缩有足够力量，容易平安分娩。

在北京大学附属第三医院生殖医学中心，每天都会接待各地不孕的女性近千人，在每年 27 万人次的门诊中，因为超龄导致不孕的就占了 10% 左右。首先，女性随着年龄增大，排卵越来越不规律，30 岁以后受孕概率大大下降。其次，随着年龄增大，阴道、子宫颈管较难张开，子宫肌肉收缩力减弱，即便怀孕，流产或难产风险也会增大。最后，孕妇年龄越大，发生“妊娠期高血压”“妊娠期糖尿病”等的概率就越高，轻者引发水肿、头痛，重者会危及孕妇和胎儿生命，很多人不得不因此终止妊娠。另一组数据则显示，高龄产妇占到忧郁症产妇的 70% 以上，也就是说，即便你顺利生下孩子，“产后忧郁症”还在那里等着你。而年龄一大，卵子易过最佳“保质期”，质量下降、受精时染色体异常概率变高等问题，都会导致胎儿先天畸形率增高。

如果结合现今社会的需要和心理因素考虑，女人最理想的生育年龄则在 25~30 岁。这时女性的心理、生理已十分成熟，最适合孕育宝宝。具体到怀孕的月份，以夏秋季怀孕最好，这样可使胚胎在极其敏感的头三个月，避开流行性病毒的感染，因为每年的秋末冬初，是流行病猖獗时期。另外，夏秋季怀孕时，正是水果、蔬菜上市的好季节，这些应季食物对保证前几个月孩子“基本构件”的形成至关重要。

# 素食者难生出聪明孩子

科学研究发现，五万年前的旧石器时代，人类靠食用野生动物、野菜和野果为生，吸收欧米伽3多不饱和脂肪酸与欧米伽6多不饱和脂肪酸的机会均等。那时的人类身体强健，虽然会大规模地死于饥饿、寒冷、伤害，以及其他致命的疾病，但不会罹患代谢性或衰退性的慢性病。也就是说，当时人的健康受益于这些多不饱和脂肪酸的合理含量，与他们无意中选择了“荤素搭配”的健康饮食有一定关系。

大约一万年前，出现农耕和火的应用，人类开始了吃粮食和熟食，由于粮食只能煮食，粮食中原本就含量极少的欧米伽6多不饱和脂肪酸和欧米伽3多不饱和脂肪酸，经过蒸煮后更是荡然无存。而对于中国人来说，我们有着比西方人更长的主要食用粮食和熟食的历史，换句话说，我们不是食肉民族，这一点看我们的餐具就可以知道。我们用的是筷子，西方人用的是刀叉。筷子，自然是用来挑拣谷类、豆子的，刀叉肯定是用来切肉的，因此中国人的身体，因为先天缺少动物类食物，也就缺乏了欧米伽3多不饱和脂肪酸。

欧米伽3多不饱和脂肪酸有什么作用呢?

美国的科研人员对16 000名女性进行了身体指标测量及其子女的

认知测试，并进行了仔细的统计和分析。研究结果表明，与其他身材的女性相比，丰满且腰臀曲线显著的女性，生的孩子一般更为聪明。究其原因，他们发现女性胸部、臀部及大腿的脂肪细胞含有其他部位没有的欧米伽 3 多不饱和脂肪酸。

欧米伽 3 多不饱和脂肪酸是人体必需脂肪酸，对生长发育非常重要，体内不能合成，必须由食物供给。如果把这两个发现放在一起来看，我们会发现，欧米伽 3 多不饱和脂肪酸正是促进女性乳房和臀部及大腿的丰满，并令女性骨盆发育宽大、完善的最重要的能量物质，而这一系列女性体征都保证了她们能生出一个健康聪明的孩子。

在我们身边，不孕者较多，借助“试管婴儿”技术怀孕也不再是隐私。台湾女星大 S，嫁给汪小菲之后，不怀好意的媒体一直盯着她的肚子，那时的她却迟迟不能怀孕，这已经不是大 S 一个人的困扰，为什么？大 S 自己的解释是之前过分节食、吃素，而她也是纤细而不是肥臀丰乳的体形，这些也是现在很多女性不孕的主因。下面的一组数据很能说明问题。

有研究者调查发现，20 年前中国女性平均臀围绝对值比男性大 2.5 厘米，但是，20 年后，进入 21 世纪，中国女性平均臀围绝对值竟然比男性小 4 厘米，出现惊人的倒挂现象。

另外，20 年来，我国男性腰臀比由 0.84 增加到 0.8475，增幅为 81/96–73.5/87.5=0.00375；而女性腰臀比则由 0.75 增加到 0.7608，增幅为 67.5/90–70/92=0.0108，是男性腰臀比增幅的 2.88 倍！这表明经济迅速发展的这 20 年来，中国男性有脂肪化倾向，相反女性则出现脂肪弱化现象。这与中国男性缺乏运动，女性大规模持久化的减肥风有关。这使女性出现了下面两种体态：一种是男性化宽肩窄臀的“倒三角体形”，一种是体脂过低的“竹竿体形”或“面条体形”。这两种体形都具有雌激素不足、骨盆发育不良、内分泌紊乱的共同特点，因此也就是不孕、难产的高发人群，即便怀了孕，非剖腹产不能解决分娩问题。

## 什么食物富含欧米伽 3 多不饱和脂肪酸

这么重要的欧米伽 3 多不饱和脂肪酸，到底在什么食物中存在呢？它主要是在鱼类和坚果中。而吃素者的油脂来源主要是植物油，但植物油中，除了橄榄油、山茶油、亚麻籽油、核桃油和芥花油，绝大多数主要由欧米伽 6 多不饱和脂肪酸组成。我们以吃粮食为主的祖先、祖辈，因为欧米伽 6 多不饱和脂肪酸严重过剩，而欧米伽 3 多不饱和脂肪酸却严重不足，所以她们的体形远没有欧洲女性那么“肥臀丰乳”。现在的不孕、难产，就是在同样基础上发生的，只是过去是贫瘠生活所迫，现在则是无事生非地吃素所致。

什么食物中富含欧米伽 3 多不饱和脂肪酸呢？

1. 深海鱼类

三文鱼、沙丁鱼、金枪鱼、秋刀鱼等。清蒸或清炖较好，这样既不会严重地破坏欧米伽 3 多不饱和脂肪酸，又能杀死寄生虫和病菌。

2. 深绿色蔬菜

深绿色蔬菜和藻类，如海带。在外就餐，别忘了点盘“大拌菜”或蔬果沙拉，补充欧米伽 3 多不饱和脂肪酸的同时，还摄入了多种抗氧化剂，一举多得。

3. 豆类和坚果

无花果和核桃的欧米伽 3 多不饱和脂肪酸含量最高。

4. 食用油

常见食用油中，花生油、玉米油、葵花子油是欧米伽 6 多不饱和脂肪酸含量较高的油，而橄榄油、菜籽油等富含欧米伽 3 多不饱和脂肪酸。中国营养学会建议，在人体必需脂肪酸中，欧米伽 3 多不饱和脂肪酸与欧米伽 6 多不饱和脂肪酸的比例以 1∶4 到 1∶6 为宜，所以油要换着吃。

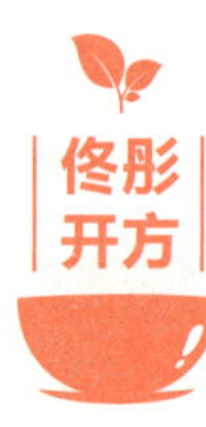


### 金枪鱼沙拉

**材料：**金枪鱼罐头（清水浸泡的最好）、胡萝卜、黄瓜、土豆、橄榄油、沙拉酱。

**做法：**将胡萝卜、黄瓜洗净切成丁，土豆蒸熟碾碎，向几种食材中加橄榄油和沙拉酱，或者直接加用橄榄油调制的沙拉汁，拌匀后即可食用。

这是种热量很低但富含欧米伽 3 脂肪酸的健康食品，准备怀孕的女性，不妨作为每天上班时带的便当。

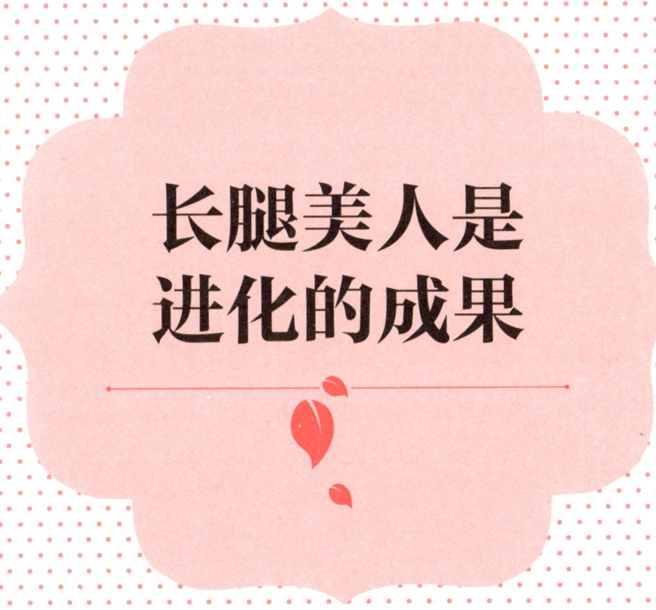

# 长腿美人是进化的成果



2014年“春晚”，韩国男星李敏镐再次掀起“韩流”热，他又被称为“长腿欧巴”(“欧巴”是韩语“哥哥”的意思)。四肢修长向来是人体美的重要元素，如果从进化角度上说，这也是生物进化到高级时才有的成果，可以看看猩猩，在同等身高情况下，猩猩的下肢明显地比人类短，原因很简单，猩猩的进化程度远低于人类。

但是，这些唯独站直了的人类才有的进化优势，会在“点头哈腰”“卑躬屈膝”的姿态中消失。在社交过程中，这样的姿态一旦出现，就是将自己退缩回进化不完全时的低级状态，通过卑微的身体语言谄媚对手：我不如你，我比你低级。

如果这种心理上的病态出现在身体上，一般都是疾病、衰老的征兆，所以年迈者、病弱者的腰身很难挺拔。凡此种种，非中医的补肾不能扭转。

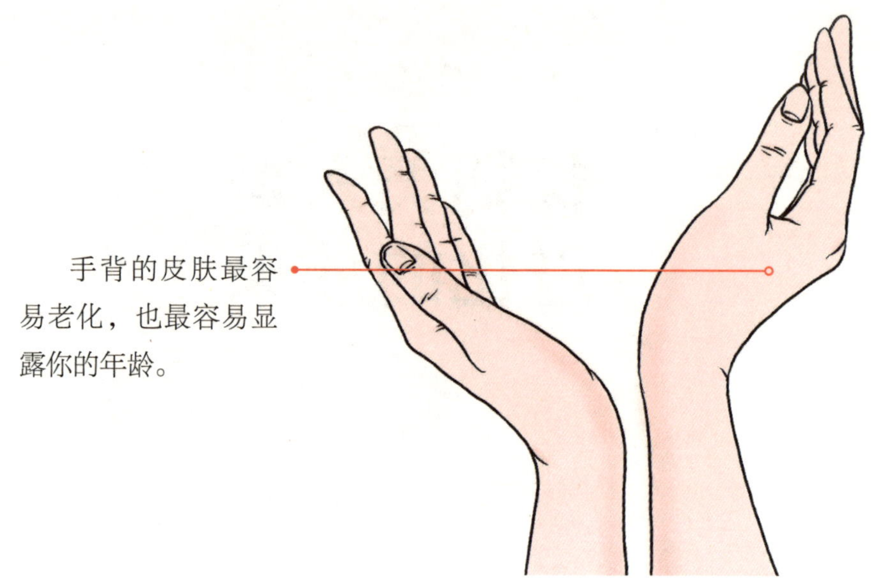

手背的皮肤最容易老化，也最容易显露你的年龄。

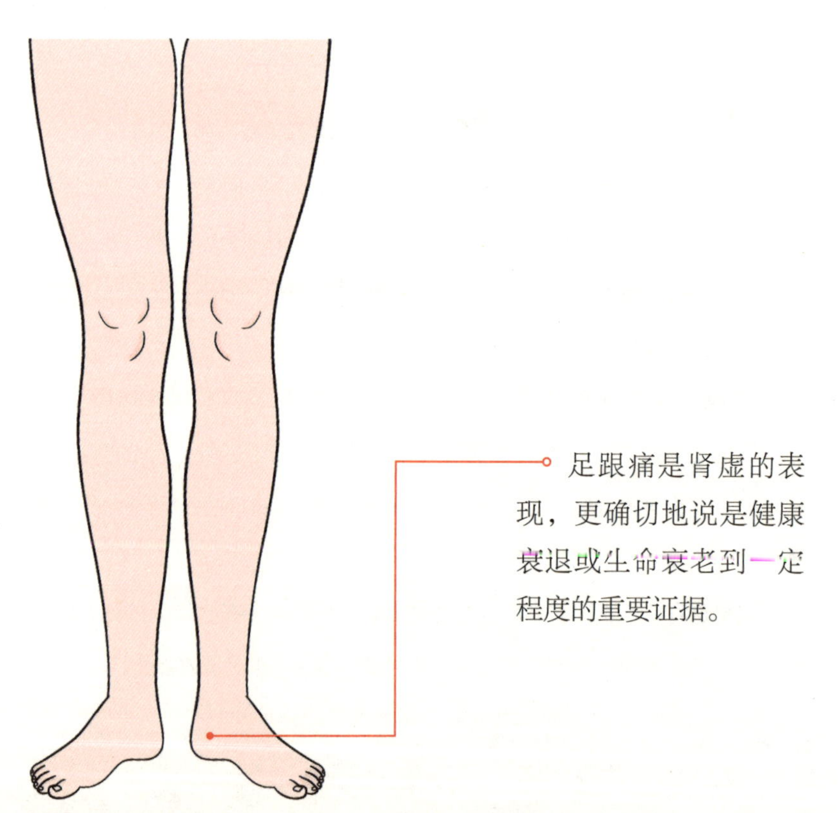

足跟痛是肾虚的表现，更确切地说是健康衰退或生命衰老到一定程度的重要证据。

# 手是女人的“第二张脸”

审美和社交上都说：手是女人的“第二张脸”。意思是说，在社交过程中，手是经常要露出来的，如果一个女人的美容化妆只局限于面部，那么只要一伸手，就足以显露她的年龄。这个经验在进化角度也是合理的，因为手背的皮肤确实老在先。

人是从爬行的动物一步一步进化过来，变成直立的。四肢行走的时候，背部要接受外界的各种刺激甚至威胁，所以它相比于腹部，是进化高级的一部分，始终在保护着腹部和体内的器官。既然是进化高级的，也就同样遵循“进化高级者，衰退在先”的“铁律”。所以，背部的衰老是在腹部之前的。

养小动物的人都知道，猫或狗的身体如何，主要就是看它们的皮毛，毛色光亮就是健康的。而这个皮毛，主要是看背部，因为背部能最先预报疾病和衰老；而腹部的皮毛就相对迟钝。我们做动物实验的时候也发现，如果小白鼠连腹部皮毛都干枯憔悴了，那么很快就要死亡了。因为腹部是相对低级的，如果连最低级的组织的功能维持都出现问题，说明生命力已经到了尽头。

具体到人身上，背部，包括手背，在中医里属于“阳”的范畴，相比于腹部，它们是高级的。大家可能会问，人不是直立了吗，不是腹部朝前了吗，仍旧延续“背部为阳，是高级的，腹部为阴，是低级的”这样的规律吗？很遗憾，仍旧延续着。虽然直立之后，腹部早就该接替背部，保护身体，抵挡外界的侵害，但是，这个进化目前仍旧在进行中。换句话说，腹部在这个接替过程中，在由“阴”转“阳”的过程中，还没有真正称职，下面的几个例子就是证据。

首先，我们的腹部是最怕凉的，中国传统有穿“兜肚”的习惯。晚上睡觉，就是再热的天，也讲究在肚子上搭个薄被，无非就是因为腹部的脆弱。很多人睡觉时喜欢将一个枕头或被子抱在怀中，其实就是下意识地对腹部的保护。在野外宿营，寒冷的时候会点篝火取暖，取暖的时候，人们都是身体的腹部对着篝火，因为腹部比背部更不耐寒。

在生活中，当迎面遇到危险时，人的第一个反应是侧过身去或弯下腰，其实就是下意识地保护腹部，这一点可以看看击剑运动，侧身是运动员最主要的保护姿势。

当两个人成了真正的朋友，心无芥蒂时，会拥抱，这个拥抱就是将腹部展示甚至交付给对方，能将最脆弱的部位交给对方，说明两人之间的信任和真诚，因此有成语说“推心置腹”。凡此种种，都是腹部尚没有进化成高级，仍旧属阴的证据。

所以，即便是老人，看他们的腹部、大腿内侧的皮肤也仍旧可以白皙细嫩，因为那里是低级的组织，生命力还有维持它们正常的能力，这里的皮肤并不能作为健康和有生命力的依据，因为如果连这些部位都出了问题，就离死期不远了。而背部的皮肤，特别是裸露在外的手背，不仅最能暴露真实的年龄，而且往往也是能最先给健康和衰老预警的。

## 手部护养重在防晒、防碱

我曾经见过一个保养得很好的女性，如果看面容和身材，也就40岁出头，但是她伸出手握手的时候，我充分理解了“手是女人的第二张脸”的含义——因为那双手有很多老年斑，一下就暴露了她已经年过50的实情。这是难以避免的，谁让我们的背部是相对高级的呢？因为高级而导致的早衰也就在所难免了。

既然手背是高级的，也就成了“薄弱环节”，所以，护理手部的皮肤尤其重要。

人的皮肤的衰老是随年龄增加的，就和心脏使用了40年之后，功能也会受影响一样，只不过皮肤的使用和消耗，主要是日晒。如果具体到手，就还要加上碱性刺激，就是女人离不开的家务。所以，想保护好你的“第二张脸”，一个是防晒，一个是防碱，其他的补水、抗皱、祛斑，如果脱离了这两个前提，基本上就是空话，甚至可以说，你对你的皮肤所能做的事情也只有这两件。

先说防晒。既然日晒是皮肤老化的主要原因，所以，防晒就应该一年四季都要做，无论晴天雨天，只要有紫外线存在你就要防晒，包括阴天甚至室内，因为紫外线是可以透过云层和玻璃，一如既往地将你晒老的，并不因为你看不到阳光，感觉不到照射，紫外线就不存在。但是因为手不像脸，可以不直接迎着太阳，日晒的损伤稍微小一些，但只要你不是时刻戴手套，或者总是把手藏在兜里，每天在护肤完成后，抹上防晒系数为SPF15的防晒霜还是必要的。

至于防碱，更是大问题，就算现在的洗涤产品一再标榜自己是弱碱性，但只要具备洗涤功能，能把油腻的器具洗干净，碱性就必须存在。所以，只要做家务，防碱就是头等大事，甚至比防晒还重要，因为碱性对皮肤的刺激和伤害更直接。

办法其实很简单，可以在厨房一并解决，就是用醋，借助酸碱中和的原理。每次洗涤完毕，倒一勺醋（什么醋都可以）在手心，然后将醋充分涂抹在手背上，停留一两分钟，给酸碱中和一点儿时间，之后再冲洗干净，抹上护手霜。别小看这个办法，只要坚持，至少可以避免碱性对手部皮肤的老化刺激。

除此之外，每天做次“手膜”效果也很好。

很多人喜欢将各种水果、蔬菜打成泥之后做面膜敷面，想借此使皮肤吸收水果、蔬菜中的营养物质，如维生素。其实，这基本不可能，因为皮肤能吸收的养分，一定要是脂溶性的，同时分子要小，像这种水果、蔬菜中的维生素多是水溶性的，敷这样的面膜最多有保湿效果。

如果你想改变肤质，牛奶是最适合皮肤吸收的，之前早就有达官贵人洗牛奶浴护肤的历史记载。

因为牛奶含脂肪和脂溶性维生素，如果将牛奶做成面膜敷在脸上、手上，或者直接将牛奶拍打在皮肤上，其中的维生素是可以被皮肤吸收的。在你用醋中和掉洗涤液中的碱性之后，再用一勺牛奶涂抹手背，停留 10 分钟后再洗掉，就是一个简易而有效的“手膜”。

## “腰腿酸软”是疾病前兆

中医诊断标准中，常有“腰腿酸软”这个症状。同样是四肢，却很少见到胳膊酸软、肩膀酸软的问题。一种解释是，腿是承重的，所以更容易出问题。但是，肩关节的运动是最多的，为什么少有用它来做指标？如果从进化角度看，就可以理解了，因为腿是人直立之后独有的。是人体生长过程中，增长最多的，相比那些爬行动物或猩猩，人类的长腿是进化的结果，既然是人类这种高级动物独有的，也就同样有越高级，衰退越早的倾向。之前有人说，“人老先老腿”其实是有道理的，只是那个提法是为了推销一种保健品。但从进化角度说，人老、人虚弱时，确实先从腿上出问题，最常见的就是“腰酸腿软”，酸和软都代表了疲劳、无力，显然是消耗、虚损的结果。

著名肿瘤专家何裕民教授接诊过一个患者，是个银行高管，之前一直忙一个重大项目，非常劳累，在忙的过程中，他越来越觉得腿上的筋总是酸，像爬过了大山似的。其实他很少走路，上班开车，进办公室坐电梯，根本用不到腿，怎么会这么酸呢？等到一年后项目结束，他去医院体检，才发现了肝癌，而且已经是晚期！回过头来才意识到，他当初的筋酸，正符和中医的理论：肝主筋，筋酸就是肝血极度耗竭，不能滋养引起的。比如，我们如果长时间举着手，手和胳膊就会酸，就是由缺血导致的。

前面说了，中医的“肾虚”是一种虚损程度的表述，任何人都可能有“肾虚”的部位，可以是慢性咽炎的咽部，可以是长期用脑的大脑，因为先天和后天使用的影响，会在整体之外、之前先变成“肾虚”状态，甚至其他器官组织还是好好的。这个银行高管也同样，只是他的“肾虚”部位在肝，肝癌本身就是衰退的状态，因为肝癌患者血中可以查出在胎儿早期由肝脏合成的一种糖蛋白，这个化验指标叫“甲胎蛋白”，肝癌的患者这个指标是阳性的。肝癌，是影响全身营养和解毒最严重的疾病，所以，相比四肢中最高级的腿，对衰老、虚损及毒素的沉积的反应也最敏感，最先受到影响，所以在肝癌发生之后，最先表现为酸痛。

中国古人虽然不知道进化的原理，但是他们从多年的经验或直觉中得出结论：腰腿酸痛的出现往往和衰老同步，甚至发生在衰老出现之初，而人在劳累、虚弱、上了年纪时，一个最常见的症状就是“腿沉得迈不动”。

# “点头哈腰”“卑躬屈膝”是进化低级的姿态

几年前，奥巴马在拜见日本天皇时，深深地鞠了一个大躬，腰弯得很厉害，惹得美国人指责他腰太软，有损美国大国骨气。其实我觉得，那不过是奥巴马对天皇这么一位高龄老人礼貌上的待遇，无关国格的事。的确，在世界范围内，人们对“点头哈腰”“卑躬屈膝”这些身体语言是十分敏感的，至少从直觉上都会觉得，这个人是在“认㞞”、示弱，通过体态表现出明显的奴颜婢膝。这种感觉是有道理的，至少符合进化规律。

人直立起来之后，为了保证大脑在运动过程中不受震荡、冲击，特意在脊柱上进化出了三个弯曲：大约在婴儿 3 个月时，随着婴儿会抬头，脊柱出现第一个生理弯曲——颈部脊柱前凸。到了 6 个月左右，孩子会坐了，这个时候就出现第二个生理弯曲——胸部脊柱后凸。1 岁以后能站立时，出现第三个生理弯曲——腰部脊柱前凸。

这三个弯曲为人体的直立提供了保证。颈部脊柱的前凸，是为了保证人的头能抬起来；腰部脊柱前凸，是为了人能直起腰来。中国老话讲“站如松”，这是一个健康人最标准的姿态，这个姿态之所以被推崇，就是因为它合理地利用了这些弯曲，使人能抬头挺胸地做人。

当颈部和腰部的弯曲消失甚至反过来时，如颈部和腰部的脊柱都从前凸变成后凸，这个时候呈现出的姿态，自然就是低头、弯腰，这种姿态看上去至少是没精神的，如果再做得极致，就正好呈现了“点头哈腰”的样子。

除了脊柱，人直立的前提是膝关节保持挺直，这才是人类区别于动物的关键。对于这个姿态，人类本身是非常看重的，甚至赋予人格的浓重含义，所以有“男儿膝下有黄金”之说，就是要保证膝盖的挺立。一旦膝盖的挺立姿态改变，变得弯曲了，和点头哈腰一样，都给人一种谄媚的感觉，因为这就是从姿态上将自己降低到进化不完全时的低级状态，呈现给对手的“潜台词”是：“我比你低级”“你是人，我不如你，我不配做人”。

这种“卑躬屈膝”“点头哈腰”的不精神状态，在常人身上也会出现，即便他没有表达谦卑之意，特别是低头，原因就是随着年龄的增长，颈椎的曲度变直、消失，这在骨科医生眼里，是脊柱退变的典型变化。一般情况下，颈椎变直之后，颈椎病就会“大举进攻”，人会出现头晕、手指麻木、胳膊麻木（疼痛）等诸多问题。即便这些情况出现在年轻人身上，医生也会告诉他，已经有了一个“六七十岁的颈椎”了。这个时候，他抬头的姿势就变得困难。颈椎病之所以高发，和现代人的生活中更多需要低头有关，所以，颈椎病一直被医生认为“都是低头惹的祸”。

腰椎也同样，年老的一个标志就是腰身不再挺拔，这是腰部的弯曲减小的结果，除了不能挺直之外，腰部的酸软、疼痛，也是另一个明显肾虚的标志。

# “论文性腰痛”就是肾虚

“论文性腰痛”是我想出来的一个概念，因为常看到电影、电视剧里有这样的镜头，一个领导干部，为了赶写出改革方案，一夜没睡，一直伏案工作。清晨，方案写完了，他推开窗户，对着初升的太阳，捶着酸痛的腰，深深地呼吸一口新鲜空气……这种情形虽然被艺术化了，但在实际生活中确实有，当我们埋头用脑很长时间之后，站起身来，都会觉得腰部酸痛，只是程度不同而已。这种腰痛，不同于运动扭伤或劳累过度的疼痛，这种痛是没有痛点的，说不清楚哪里痛，而且是那种隐隐的痛，用手按着，用热东西敷着，会舒服很多。从这些特点来看，这就是典型的“肾虚”引起的疼痛。

中医辨认疼痛的虚实有个很简单的办法，只要是拒按的，不能碰的疼痛，多是急性的、实性的疼痛，如腹部内的急性炎症、运动引起的急性扭伤；相反，按了或温敷后舒服的，都是虚性的、寒性的疼痛，如慢性胃溃疡，以及这种由于劳损导致的肾虚腰痛。之所以我把它叫作“论文性腰痛”，就是因为这类腰痛往往与过度用脑有直接关系，也就是说，肾虚完全可以是因为用脑过度引起的，而不是大家一直以为的因为性生活过度导致的。

中医说的肾，具有生髓的功能，而大脑被认定是“髓之海”，所以，中医的肾就和人的大脑搭上了关系。前面说了，中医的肾不是实体脏器，或者说，不仅仅指的是实体器官。中医说的“肾虚”则是对一种比较严重的虚损的形容，用脑过度也好，性生活过度也好，都是对身体，甚至是对大脑的能量消耗，都足以导致身体处于“肾虚”状态，这就是属于“肾之府”的腰部出现虚性的疼痛。

大家知道伍子胥过文昭关的故事，一夜白头，虽然之中可能有文学夸张，但在短时间内集中用脑或心情受损，确实可以使人在短时间内迅速老去。我见过一个孩子出车祸的母亲，真的是一夜之间苍老了 10 岁，这种苍老感包括头发和面容的变化。那么，又是什么使人变老的呢？就是过度的消耗，这个消耗大多来自精神，因为它比体力的透支更难控制，也是现在人白发早生，各种虚损体质增多的原因，多是劳心之过，和这种“论文性腰痛”的治疗一样，都需要补肾。

除此之外，保持一个舒畅的心态，是减少消耗、避免肾虚的关键，更是长寿的关键。有人做过统计，书法家是最长寿的职业：颜真卿被害时 76 岁，柳公权享寿 87 岁，董其昌活到 81 岁，吴昌硕享寿 83 岁，现代书法界名人齐白石、黄宾虹、何香凝、章士钊、郭绍虞、萧龙士、萧娴、启功、舒同都享九十高寿。为什么？因为书法是养心养性的，写书法的人会陶醉于其中，身体和心灵都彻底放松，这就使他们比其他职业的人少了消耗的机会，所以得以长寿。其实，未必一定写书法，只要你有这样的心态，陶醉于自己做的事情，不觉得压抑，不觉得做起来很劳累，就是减少了对身体的消耗，这也是最有效的抗衰老方法。

# “长腿美人”的说法有道理

前面说了“九头身”的美男美女，要达到“九头身”的标准，除了脸小之外，身体，特别是双腿要足够长，而腿长，不仅是美丽的重要元素，而且也是进化完全的标志。这一点，可以从孩子的发育过程中看出来。

新生儿头和颈的体积占全身体积的30%，成年时下降到10%左右，这之中，躯干的比例较为恒定，占全身体积的45%~50%；上肢在出生时约占全身体积的10%，至成年时仍然维持这一比例；而出生时只占全身体积10%的下肢，到成年时已达到30%，双腿短短胖胖的可爱孩子，就此长成一个双腿修长的成年人。也就是说，腿是成年增长最显著的，是随着人的成熟逐渐长长的。

还可以看看猩猩的体形，在同等身高的前提下，猩猩的腿要比人类的短很多。这个原理也很好解释，猩猩的进化程度没有人类高级，所以它们的双腿还没进化到人类的长度，而且人类要直立行走，必须依靠双腿，腿长自然行走自如。所以随着进化的完善，腿就要加长；而猩猩，毕竟还有四肢着地，从这个意义上说，腿长不仅看上去很美，而且也是进化到人类时之必需。

我们可以看看很多发育不好的疾病，比如“克汀病”，这是一种由于儿童时期甲状腺功能低下导致的生长受阻、骨骼发育和成熟受影响的疾病。这种人都是身材矮小的，这种情形在过去经济不发达的时候，在经济不发达地区很常见，而且经常是一整村一整村的人一起发病，甚至有“矮子村”的说法，主要是因为当地的水和食物中严重缺碘，导致了甲状腺激素分泌不足，所以国家才为此强制推广食盐加碘。这种人的矮小，主要是股骨、胫骨等主要长骨发育障碍，所以身体的比例呈明显的下半身短、上半身长的特点，也就是腿很短。除此之外，还有性发育迟缓、智能低下等看起来进化很不完善的特点，其中的腿短，是发育受到影响时最先表现出的变化。

## 孩子腿部生长时常见“生长痛”

如果用自己的头来衡量身高，1 岁的孩子的身高相当于 4.5 个头大，到了 8 岁，就相当于 6.25 个头大，到了 12 岁，相当于 7 个头大。这个时候，身体的中心移到大腿分叉处，从这以后，身体的各个部位开始以相同速度成长发育。

在孩子长个子的过程中，有个常见的现象叫“生长痛”。通俗地说，就是因为长个子、腿部生长而出现的生理性疼痛，一般是在膝关节周围或小腿前侧，这些部位没有任何外伤史，活动也正常，局部组织无红肿、压痛，但就是经常觉得疼痛，经常是双侧的，而且几乎都在晚上开始痛，白天由于孩子的活动量比较大，就算感到不舒服，孩子也可能因为其他事情分散注意力而没有明显感到疼痛。

这是因为孩子在长个子、骨骼迅速生长时，四肢长骨，特别是腿部骨头周围的神经、肌腱、肌肉的生长相对较慢，因而被长得过快的骨头牵拉，由此产生疼痛，长得越快，疼痛越明显。同时，在发育过程中，特别是孩子活动过多时，代谢产物堆积过度，也会造成肌肉酸痛。

人体共有两个突增期，第一个突增期在出生后的第一年，年增幅达 20~25 厘米；第二个突增期在儿童期前，年增幅达 8~10 厘米，此时也是调整身高的最佳时段（尤其是女孩子）。突增期的长短有南北差异，通常南方小孩的突增期只有 2~3 年，比北方的孩子要短。

一般来说，女性在 10 岁左右，男性在 12 岁左右开始进入快速生长期。大约 12 岁，女孩子迎来初潮后，男孩子喉结长出之后，身高的增长幅度和速度都要降下来。因此，能否达到理想身高，使孩子有双修长的腿，关键是抓住快速生长期的营养保证。从这点上看，“生长痛”的出现是个喜忧参半的消息，喜的是告诉你孩子开始长个子了；忧的是，在提醒你孩子的营养没能跟上骨骼肌肉生长的需要。这个时候，你需要在孩子的饮食中增加蛋白质含量高的食物，如牛奶、鸡蛋、肉等。

虽然现在饮食讲究多吃粗粮，但那主要是针对成年人，或者针对老年人说的，为的是保证膳食纤维的摄入，保证肠道的畅通。但是对孩子，营养学家是不推荐粗粮的，因为粗粮的蛋白质含量确实低，对于骨骼生长急需蛋白质补充的孩子来说，不仅要保证足够的肉、蛋、奶，包括粮食的选择，也要充分考虑其蛋白质含量，这也是贫困地区的孩子身高不如发达地区的原因。日本曾经有“一杯牛奶拯救一个民族”的说法，这个拯救的结果就是日本人的身高增加了，因为牛奶给他们的食物增加了优质蛋白，增加了可以保证骨骼充分生长的原料。

说到孩子的“生长痛”，还有一点需要补充，就是不要因为生长痛发生得普遍，就将孩子的所有腿疼都归结为生长痛，还有两种情况是需要区别的，一个是骨肉瘤，一个是白血病。

之所以骨肉瘤容易和“生长痛”混淆，是因为骨肉瘤主要发生在下肢，尤其是膝关节周围，所以会和“生长痛”一样，引起无原因的关节周围疼痛。但是随着病情加重，疼痛剧烈难忍且持续时间延长，用止疼药无效，甚至根本不能触摸，这都是“生长痛”不具备的。白血病也是青少年高发的疾病，之所以被误判为“生长痛”，是因为骨髓膨胀，骨膜受到拉伸，而引起骨骼疼痛，尤其是位于膝盖下方的部位最为明显，也常被误判为关节炎，这些也需要家长鉴别。

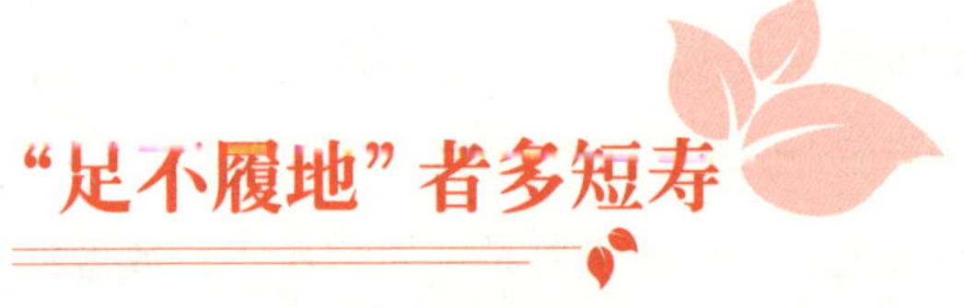

## “足不履地”者多短寿

所谓“足不履地”，就是说，一个人走路的时候脚跟不沾地，好像踮着脚走路，这种人一般是短寿的。这个结论是曾国藩在他的书中透露的，曾国藩的这个结论一定与他阅人无数的经历有关。而我也确实见过这样走路的人，两名男性，身体都非常不好，比同龄的男性病弱得多，其中一个人，在50多岁就因病去世了。

这个结论之所以有一定的道理，是因为它符合进化的规律。踮着脚走路的时候，人的身体呈现一种前倾，甚至前赴的状态，和昂首挺胸的走路姿态相比，足不履地者更接近人类直立之前的爬行样子，从姿态上是一种返祖。

从解剖结构上讲，人走路时着地的脚跟上有个跟骨，这个部位是人类独有的，之所以有这么个结构，就是要保证直立行走时的稳定性。而哺乳动物是没有跟骨的，因为它们四肢着地时，不需要借助跟骨来保持稳定。只有进化到人类，跟骨的作用才会突显出来，以此保证一个身体健康的人，走起路来是“噔噔噔”的，这就是对跟骨着地时的形容。从这个意义上说，走路前倾是姿态上的返祖，而这种返祖肯定有内部的病理基础。

人的生命是个圆形的轮回，人之初，肾气始盛，齿更发长，蹒跚学步。到了晚年，肾气衰败，牙齿头发脱落，开始脚下无根了，又回到出生时，肾气充盛之前的状态，直到最后的死亡。所以可以说，死亡就是回到初生，而疾病就是健康的衰退。这种足不履地的人，早早就回到了肾气不充盛的状态，所以比其他人更早地接近死亡。

# 脚跟痛多是因为肾虚

很多人到了老年会感觉脚跟痛，有的时候是骨刺，足跟骨质增生引起的。但是，骨刺的疼痛是偏于一侧的，很少有中间的。而这种足跟痛的人，除了疼痛之外，总觉得自己的鞋底薄，就像脚直接站在冰凉的水泥地上一样不舒服。这种情况，中医一般都会诊断为"肾虚"，因为肾主骨，用中医的话说就是，肾虚了，骨髓空虚，不堪重负，所以踩在地上就觉得痛。

所谓"骨髓空虚"，某种程度上有骨质疏松的意思，疏松的骨质自然无法承受身体的压力，所以就会感到痛。对于这种空痛的治疗，中医采取的是补肾，更多的是补肾阴。很多补肾药确实能使足跟痛的问题缓解，因为补肾就是增加身体的根本能量，由此可以抑制衰老、衰退的进程。

在《续名医类案》这个经典医籍中，记载了这样一个病例："一男子素不慎起居，内热引饮食，作渴体倦，两足热，后足跟作痛。或用消热除湿之剂，更加发肿。又服败毒之药，焮赤痛甚。恪用祛毒消热，溃烈翻张，状如赤榴，热痛如锥，内热晡热。此因足三阴亏损，朝用十全大补，夕用加减八味丸，外敷当归膏，两月余而愈。其服消毒等药而殁者，不能枚举。"意思是，一个男性因为饮食起居不健康，两个足跟疼痛，医生用清热除湿的药物治疗后，疼痛发热更严重，肿得像石榴一样。后来找到了当时的名医薛立斋，薛断定是肾阴亏虚，让患者吃“八味丸”，并用当归外敷，两个月就痊愈了。其他很多类似病症者，因为按清热解毒的方子治，很多人因此丧命了。

对于这个原理，薛的解释是：“盖足跟乃二跷发源之处，肾经所由之地，若其疮口不合，则跷气不能发生，肾气由此而泄，必将为终身之疾。况彼疮先得于虚，复不知戒，虽大补气血，犹恐不及，况服攻毒悍药，以戕贼之乎。”意思是，足跟是肾经所过之处，对于已经肾虚的状况，就算是大补气血还未必有效呢，更何况还用解毒的药物克伐正气、克伐肾气。

用到的“加减八味丸”就是“桂附地黄丸”，是在“六味地黄丸”的基础上，加了肉桂和附子，补肾阴的同时增加了补肾阳的力量，算是中医里面阴阳双补力量最大的一种了。这也从另一个角度证实，一个人足不履地、足跟痛，是肾虚，更确切地说是健康衰退或生命衰老到一定程度的重要证据。

## “站有站相”才年轻

年轻人看上去挺拔，除了骨骼没有疏松之外，还有就是他们尚且年轻的大脑皮质很给力，无时无刻不刺激着骨骼肌，使其在不知不觉中保持一定张力，有了张力的肌肉就是有形的，看起来就紧致，线条就精致。所以，只要是年轻人，即便平时很少运动，也不至于因为肌肉张力过低而显得软塌塌的。老人则相反，随着衰老，大脑皮质各个“下属”的监督作用开始减弱，包括对骨骼肌肌力的维持，由此肌肉变得松弛无力，看上去就显得变形、臃肿了，真的像《烛光里的妈妈》那首歌唱的一样：您的腰身倦得不再挺拔。

中国人说“站有站相，坐有坐相”，指的一般都是年轻人，是对年轻人举止的教导，也是从医理上对衰老带来的、生理导致的姿态不美有所宽容。

这一点，还可以看看那些“先天愚型”的孩子。他们除了面容上基本一样，都是鼻子塌陷，两只眼睛距离远，嘴总是张着等，还有一点，这样的孩子都是“白胖白胖”的。这种胖，旁人一看就不是健康的，不是真的结实，不仅有脂肪过多的问题，包括肌肉，也是松塌塌的，之所以如此，就是肌肉张力不足导致的。为什么这类孩子的肌肉张力会不足？问题还是出在大脑皮质上，他们是先天愚型，所以大脑皮质肯定功能低下。这种低下不仅影响了他们的智力，还影响了他们的肌力。

有的时候我们已经很疲倦了，但是为了迎接单位领导的视察，还得熬在那里，这个时候你就会“强打精神”，甚至为此去用冷水洗洗脸，其实就是借此刺激大脑皮质，使它管管“下属”。所以，“强打精神”的第一个下意识动作就是振奋一下，身体不由自主地挺直一下，这就是大脑皮质的作用。在这种作用下，肌肉的张力会增加一点儿，帮助你熬过筋疲力尽的时刻。

反过来，如果一个人对自己的仪容很有要求，总是下意识地提着精神，身体的肌肉时常处于适度的紧张状态，反过来也是对大脑皮质的刺激。这也是经常锻炼的人不仅身体好，而且头脑也很灵活，不容易出现老年痴呆的原因。

什么样的站姿才是有站相呢？标准的站姿应该是这样的：从正面看，全身笔直，精神饱满，两眼平视，表情自然。两肩平齐，两臂自然下垂，两脚跟并拢，两脚尖张开60度，身体重心落于两腿正中。从侧面看，两眼平视，下颌微收，挺胸收腹，腰背挺直，手中指贴裤缝，整个身体庄重挺拔。这是最标准的站姿，平时生活中可以做得不这么完美，但挺胸收腹，腰部挺直，腿尽量不打弯是必需的。这样的站姿，不仅在外人看来大方、挺拔，对自己来说，还可以帮助呼吸，改善血液循环，因为肌肉处于一定的紧张状态，大脑还可以因此而保持清醒。

为了防治老年痴呆症，很多医生鼓励老年人弹钢琴甚至打麻将，这两件事情的共同点，就是都离不了双手的运动。因为手的运动是人体中最复杂的，所以双手在大脑中所占的反射区非常大，能够经常运动手，反过来就是对大脑保持一定的刺激，从某种意义上说，动手和健身一样，都有健脑的价值。

## 缩成团的睡姿最能养身

中国人讲究“站如松，坐如钟，卧如弓”，其中强调睡眠的姿势像弓一样，是指侧身睡，像胎儿在母体中一样蜷缩着。

关于睡姿，现代医学也讲究要侧卧，右侧卧更好，理由是：右侧卧的时候心脏不受压，同时肝脏在右侧，右侧卧的时候血更容易回流肝脏，对肝本身就是个养护过程。一些慢性肝炎患者，医生除了主张右侧卧之外，还会告诉他们，平时经常把脚垫高15厘米之后躺着，这个姿势下，血液更容易回流到肝，使肝脏得以充分养护和休息。如果从进化的角度看，这种侧卧的睡姿是最解乏的，因为这样的姿势才最能让大脑放松。

前面说了，大脑皮质的一个功能就是让身体绷住劲儿，不那么松松垮垮的。这是一个人年轻、健康的体现。但是，在这种紧绷的过程中，大脑是耗能的，即便你停止思考，即便你不察觉，这种耗能都在始终进行。因为耗能所以就要休息，睡眠时的姿势自然很重要，它决定睡眠质量，所以，首先要采取一种大脑完全使不上劲儿的姿势。

如果是仰卧，四肢伸开，这个时候骨骼肌会保持一定程度的紧张，不信你可以试一下，如果一夜都保持这种姿势，首先可能很难睡着，即便睡着了第二天也会觉得很累。但是，如果你蜷缩在一起，像弓一样，或者说像母体中的胎儿一样，肌肉是用不上力的，这种姿势很容易使人入睡，而且睡眠质量也高。因为采用这种姿势，大脑使骨骼肌取消了对下层的所有“管束”，大脑因此如释重负，可以缓口气了。

胎儿时期之所以保持这种姿势，就是因为那时候的大脑皮质还没发育完全，还没有能力管束肌肉，肌肉自然采取一种最松弛的也是最原始的姿态。如果能在睡眠中回归，保持这种原始的姿态，其实就是保证大脑在充分“下班”的状态下得以放松。

不单是睡眠，我们观察一下疲劳时人的姿态，会不由自主地塌下腰，松下肩，双手叉腰，这时候的身体骨骼肌是放松的，之所以放松，也是因为大脑累了，对下属“管不过来”了。反过来，如果你主动地采取这种放松姿态，也是对大脑的一种节能，通过“被下课”使大脑也轻松轻松。

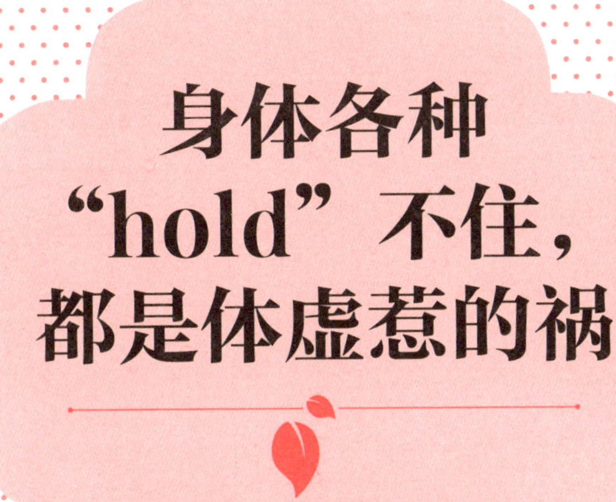

# 身体各种“hold”不住，都是体虚惹的祸



韩国的围棋高手李昌镐，被称为“石佛”，原因之一就是他的表情，永远喜怒不形于色，仔细观察，他的嘴总是紧紧闭着，呈现一种严格的自我约束状态。

细想一下，很有城府的人，多是这种神情，看上去就给人很能“hold 住”自己的感觉。而与之相反的可以想想天真的孩子，他们遇到新奇事情时，第一个表现就是嘴微张，下意识地表现出惊讶，而这也是很多人，包括成年人，看东西、听东西入神时共有的表情。“入神”的时候，大脑进入到了一种放松状态，放松状态下的大脑 ，对下面的管束也就放松了，嘴微张就是大脑放松管束的表现之一，而更多的表现是，我们可以用一个现在很时髦的词：“hold 不住”了。

这种“hold 不住”的情况可以出现在人体衰老、疾病出现之时，因为大脑作为最高级的器官组织，也是最早衰老的，很多我们常见而又难以解释的姿态和症状，其实都是大脑老了，“hold 不住”的结果。

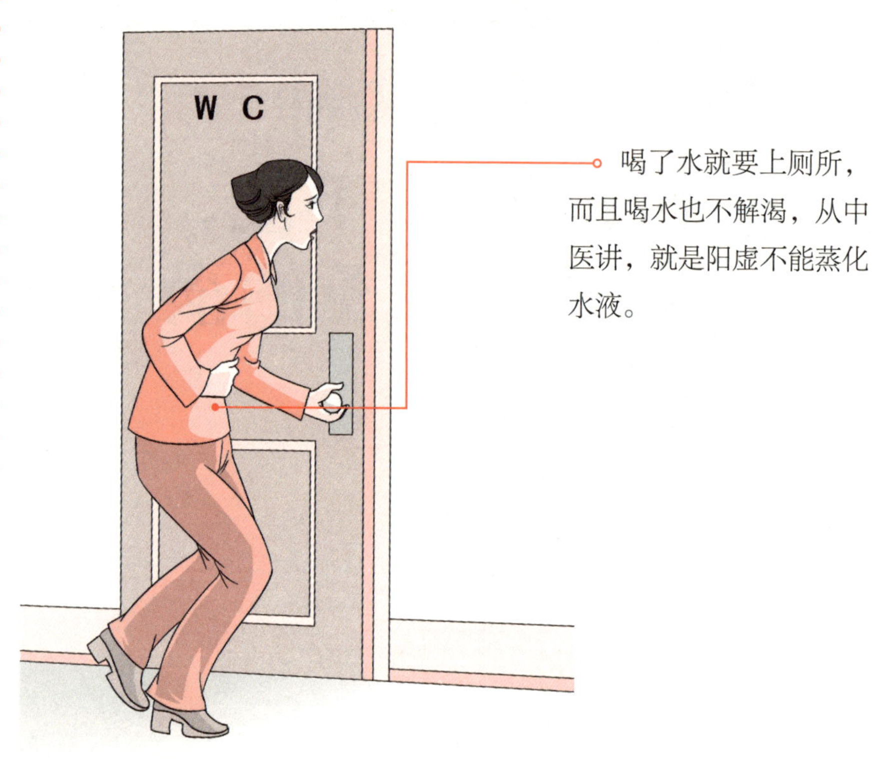


喝了水就要上厕所，而且喝水也不解渴，从中医讲，就是阳虚不能蒸化水液。

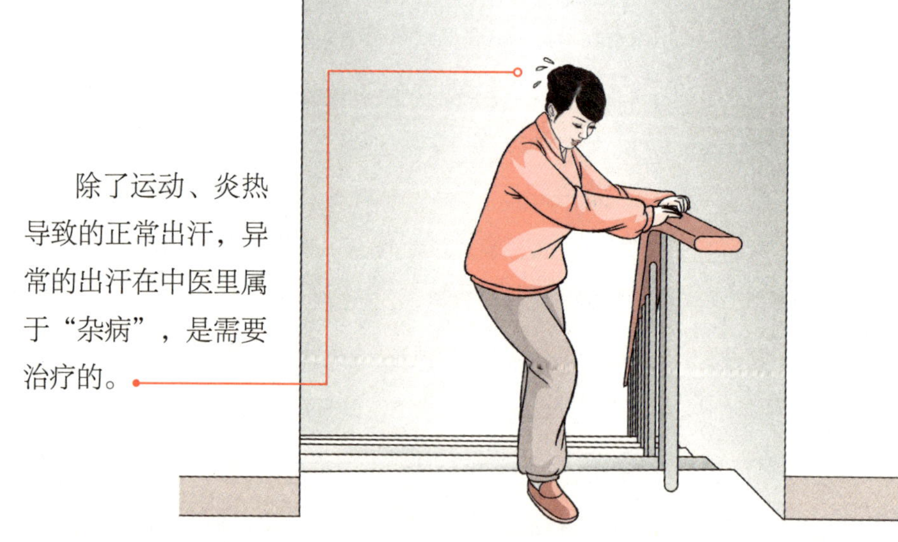

除了运动、炎热导致的正常出汗，异常的出汗在中医里属于“杂病”，是需要治疗的。

# 人的衰老从“漏水”开始

不干净、不利索是人变老的另一个标志，形象一点儿讲，就是人变得鼻涕邋遢的。

一个耄耋之年的人，肯定鼻涕多、口水多、痰多，甚至小便也多，而且很难控制。所以如果没有孝心，年轻人会觉得老人很“脏”。细想一下，这个所谓的“脏”就是体液过多，鼻涕、痰、口水、小便都是体液，正常时不应该随时外排的，之所以如此地“漏”了，这就是人衰老的结果，任何人都躲不过去。

前面几次说到人的进化路径，就是生物进化路径的重演和“缩微”。

生物的进化是从鱼类、两栖类、爬行类再到哺乳类，这样一种过程。也就是说，人最早是从水生生物发端的，我们最早的祖先、最低级的祖先，原本生活在水里，逐渐地进化成陆生生物。与水生生物相比，陆生生物要干爽得多，这个干爽就是进化的结果。进化到人类的时候，身体本身已经具备了“hold 住”水的能力，因为不再生活在水里，身体里的水对他们的身体健康变得尤为珍贵，所以，保住身体里的水是他们进化之必需。这种保水作用，不仅是皮肤不“漏水”，负责身体体液分泌的所有器官也都要“严防死守”，才能使体液存留在体内。

所以，你看一个身体很好的年轻人，是不会有水液或体液外漏的，比如，他的口水不会控制不住地流，鼻涕也不会很像稀水一样地淌，因为这种“外漏”归根结底都是一种衰退。那么，人在什么时候开始衰退？首先，是在衰老的时候“hold 不住”了，所以才会有鼻涕、口水不住地流的邋遢，这就是人们所谓的“脏”。人们本能上讨厌这个“脏”，其实也是本能上抵触衰退，抵触衰老的进程。事实上，这个“脏”并不是到了七老八十才出现，只是早期的时候我们不以为是衰老，而是把它称为“虚”。事实上，这种虚就是身体的提前衰老，所谓 30 岁的人，50 岁的胃、50 岁的心，都大有人在。

很多消化不好的人，虽然才三十几岁，但总是感到自己嘴里的唾液特别多，而且很清稀，有的人甚至睡觉时会流口水，这原本是孩子才有的情况呀！之所以如此，就是因为他们未老先衰了，或者更恰当地说，是“未老先虚”。

人的内脏由交感神经和副交感神经两种神经轮流支配，交感神经比副交感神经高级，前者负责的是消化酶的分泌，后者负责的是稀薄唾液，消化液的分泌，前者在一定程度上管辖着后者。也就是说，高级的神经功能好的时候，人的消化能力就好；相反，高级的神经随着衰老、虚弱而衰退的时候，低级神经就开始兴奋。这个时候，消化液也稀，消化能力自然也弱了，不仅弱，而且还有许多没有功能的唾液出现。

很多文艺作品中，描述一个好色的坏人，会有一个标志性的表情：垂涎三尺。我们能够想象这个贪婪之徒面对美女时的样子，这种描述带着明显的鄙视色彩，这种鄙视就是通过对“垂涎”的强调体现出来的。因为主管唾液分泌的是相对低级的神经：副交感神经，人被这种低级神经主宰时，自然回归到了进化前的低级状态，从他们的主观上，肯定被美人吸引得“丢了魂儿”；从客观描述上，这个“垂涎”的描述其实就是对其低于人性的兽性的强调，再没有什么比说一个人接近原始、接近野兽更具备鄙视色彩的了。

当一个人明显地感觉到唾液多，而且质地清稀，在中医里就会辨证为虚寒。古典医籍中记载说“口中泛涎不止，喜唾涎沫，久不了了，或值大病之后，其人喜唾，时时发作，纳呆，面色黄白，头昏乏力，身倦思睡，苔薄白。脉沉小弱”。意思是，一个人总觉得疲劳，总想睡，面色无华，而且嘴里唾沫很多，食欲也很差的时候，往往是因为虚寒，大病之后更容易出现，因为大病往往伤阳气。这个时候，应该用“理中汤”和“吴茱萸汤”加味来治疗。

这两个方子用到的药物包括：人参、干姜、白术、甘草、吴茱萸、大枣，都是性质很热的药物，一般人吃了会“上火”。而这种唾沫特多的人，缺的就是“火”，需要借助药物的力量上上“火”，“火”够了，就把蒸发不了的水液蒸干了,“漏水”的问题也就解决了。而这些能“上火”的药物，都是补脾、补肾的，它们增加的火力实际就是身体的阳气、生机，所以能从根本上扭转衰老进程，自然能对“漏水”这种衰退的生物特性有所抑制。

# 流清鼻涕，痰多清稀，也是你在“漏水”

我们都感冒过、咳嗽过，往往是这样，咳嗽最开始的时候是黄痰，通过吃药很多人就痊愈了，也有迁延成慢性的，这个时候的痰就变成白色而且质地也清稀了，这种情况有时候会持续半年，变成慢性咳嗽。这个时候如果看中医，肯定不能再清热去火了。而是需要用补脾甚至补肾的办法，总之要让你稍微增加点儿火力，使清稀的白痰浓缩乃至消失。

我有个非常典型的经历：有一年感冒咳嗽，持续了很久，中西医药都吃遍了，始终没能痊愈。到后来，不仅咳嗽没劲儿了，而且痰也变得很稀很淡，因为吃了太多药，我都有点儿自暴自弃再不想吃药了。正是这会儿，有个朋友来说要出去吃饭。当时“红焖羊肉”在北京很流行，就是羊肉用汤料炖好，放在火锅里，用这个汤涮各种肉、菜。当时我犹豫了一下，咳嗽这么厉害能吃吗？后来一想，之前那么忌口，什么辣的热的都不敢吃，不也没好吗？管它呢！于是放纵自己大快朵颐，那顿“红焖羊肉”是我迄今为止觉得吃得最香的一顿饭，不知道和我当时的体质需求有没有关系。

让我没想到的是，那顿“红焖羊肉”之后，咳嗽止不住的情形居然大减，痰也逐渐地少了，后来并没吃任何药物，拖延了很久的咳嗽终于好了。现在想来，那顿“红焖羊肉”是我当时身体急需的补养药，无论是羊肉还是炖羊肉时用的肉桂、大料、孜然、干姜，都是温补肾气的，等于是给当时已经虚了的我一个扭转虚损的机会，让我就此又能“hold 住”了。

从这里也可以看出，判断你的病情是虚性的还是实性的，看痰或鼻涕等身体分泌物的颜色、质地就可以，只要颜色淡，质地稀薄，量多，就都属于虚性的。因为，只有到了虚损状态，相对低级的副交感神经才可以“接班”，而副交感神经可以使体液，包括唾液、痰、鼻涕等分泌变淡、变稀。

因此，很多老年人虽然并没有多么严重的肺病，但总是咳嗽痰多，他们抱怨说，自己就像一个“垃圾盒子”，每天早上起来，先要吐出去一堆痰才舒服。这就是因为他们老了，副交感神经这种相对低级的神经占主导了，所以分泌出这么多稀痰。

对于老年人，或者未老先衰者，可能就不能像我那么幸运，一顿“红焖羊肉”就能解决问题，他们需要认真地补益肾气。这种情况下，中医用的药物多是有固涩作用的，比如，五味子、金樱子、山萸肉、柯子，多在这种情况下使用。这些都是有固涩、收敛作用，能帮助身体“hold 住”的药物，一般都是入肾经的，都能从虚损的根本补起。

由此也可以看出，那些我们感冒时常吃的“清肺”的药物，对老年人的慢性咳嗽或慢性的呼吸道感染绝对不适用，因为清肺热的药物都是凉性的、寒性的，用它治疗鼻涕、痰清稀而且量多的咳嗽，只会加重症状。因为这些清热药物用久了，对阳气就是克伐，人更虚，相对低级的副交感神经更要犯上作乱，病情更要加重。这种情况，即便老人的感冒、呼吸道感染也间杂一些热相，但也一定会加上一点儿温性的补药，比如人参之类的，就是为了减少老年人因为衰老而导致的“hold 不住”。

## 大便不成形就是在“漏水”

之前讲过多次，进化上面有个规律，越是高级的，成熟越晚、衰老越早。这在神经中也一样，所以，相对高级的交感神经比副交感神经衰老得早。一般人到了中老年之后，有的人虽然不到中年，但他们的身体虚弱得严重，三十岁的人，四五十岁的身体，低级的副交感神经就已经开始起主要作用。这个时候人就开始“漏水”了，这种漏水除了唾液多、鼻涕多，还包括大便含水量多，通俗讲就是腹泻，或者大便不成形。

我实习的时候见过一个病例，那个患者 50 岁不到，因为严重的“五更泻”来看病，就是每天早上 5 点，就因为腹泻、肚子痛醒了，赶快起床去大便，大便之后肚子就不痛了。带我们实习的老师后来悄悄告诉我们，这个人是典型的肾虚，因为他有很严重的黑眼圈，由此判断，这个人是因为肾虚而腹泻的。老师特别把他叫到一边，嘱咐他注意节制房事，因为老师判断，他的肾虚是过度性生活导致的过度消耗。

这样过度消耗可以造成人的早衰，使高级的神经过早“下岗”，低级神经导致水“hold 不住”了,“漏”在大便里，就是腹泻。这种“五更泻”是中医肾虚的典型症状。还有的人不至于这么严重，但大便常年不成形，吃点儿凉的就更严重，如果看中医，一般会诊断是脾虚甚至肾虚，中成药里的“四神丸”就是针对这种情况的。“四神丸”里有肉豆蔻、补骨脂、五味子、吴茱萸、大枣。前面四味是主药，都是入肾经的补肾药。老年人晨起腹泻，或者虽然不是早晨起来就泻，但总是大便偏稀，甚至一天多次，都可以服用这个药物，因为老年人的腹泻已经不仅仅是脾虚问题，肯定要由脾及肾了。

与肾虚相比，脾虚带来的“漏水”相对轻一些，如果严重到肾虚程度，这种腹泻是可以要命的。很多老年人，因为一次疾病之后增加了腹泻的毛病，严重到止不住，因为总是泻，大便已经没有臭味了。这种情况就是严重的肾虚，只有一点儿火力都没有的时候，大便才会没有臭味，这都不是好现象。

在过去医学不发达的时候，很多人最后就死于这种腹泻无度的消耗。其实，这不是绝症，只要给足了补肾的药物，是可以涩住大便的，也就可以止住“漏水”，人就救回来了。

这种补肾药物一般力量比较大，至少是“加减八味丸”“地黄饮子”之类的，里面会用到巴戟天、山茱萸、石斛、肉苁蓉、附子、五味子、肉桂，都是火力很大的补肾药，就是为了给大脑补足能量，使它能“hold 住”下属。

很多人虽然也“漏水”，但程度不是如此严重，只是表现为大便不成形，中医叫“大便溏薄”，这也是脾胃虚寒的典型表现，而且这种溏薄的大便一般不会有特别严重的异味，气味和质地都偏于很稀很淡，这种情况就需要温补一下，无论是药物还是食物，通过它们的温性来固涩住。

# 喝了就尿说明你“肾虚”了

我有个同事，曾经在非洲参加中医防治艾滋病项目，因为他们去的地方缺医少药，每个中国医生都必须是全科的，所以很多不是艾滋病的患者也会来看病。他曾经接诊一个特别胖的非洲女性，得了“尿崩症”，每天要上几十次厕所，喝了水很快就尿出去，在西医里，这是因为垂体内分泌出了问题导致的。

他给这个患者开出了《伤寒论》里的方子：五苓散，一共五味药，白术、茯苓、猪苓、泽泻、桂枝。旁边的人都担心，五苓散是味传统意义上的利尿药，她已经尿个不停了，再给利尿药还能走出厕所吗？他执意坚持，结果患者吃了三天之后，小便的次数明显减少了。最后，非洲女人的“尿崩症”居然被中医的利尿药治好了！

其实，五苓散不是简单的利尿药，它的初衷是治疗因为“膀胱气化不利”引起的各种问题。同样是“膀胱气化不利”，有的人可能是小便尿不出来，有的人可能是小便失禁，但导致这些不同症状的原因是同一的，就是尿的浓缩功能及大脑对排尿的管束功能下降了，症结都在最高级的神经中枢，中医归纳为“膀胱气化不利”，也是退变导致的一种“漏水”。

前面说过，只有当一个人虚损到一定程度，或者衰老到一定程度，高级的组织如大脑皮质，才会出现“hold 不住”。所以，张仲景在五苓散中用到了桂枝，这味药是温肾阳的，是从根本上提升高级中枢的功能，也就可以抑制因为虚损导致的器官衰退，以此增加膀胱的气化能力，起因同此的“尿崩症”才得以治愈。

人到了老年，尿频是常事，而且夜尿很多。中医经典《诸病源候论·小便病诸候·遗尿候》中解释说：“遗尿者，此由膀胱虚冷，不能约于水故也。”中国古代没有解剖学，古人是通过想象来解释遗尿的，但是，这种想象确实得到了现代医学的证明。有些研究者做了这样的实验后发现，那些患有夜间遗尿症的儿童一般都睡得很熟，以致极难唤醒，因而在沉熟的睡眠中，不仅外在环境的刺激，连内在环境的，特别是来自膨满膀胱的刺激，也不能使患者脱离睡眠状态，也就是对来自膀胱的刺激失去了皮层的警戒功能。这种熟睡状态中，大脑皮质就已经彻底不工作了，它不工作，自然不能控制下属，就会出现尿床问题。

在这个时候，人的尿液的比重是很低的，通俗地讲，尿是很稀的，因为稀，所以量就增加。人的小便排出前，有个本能的浓缩环节，通过这个环节，人体尽可能地截留一部分可用的水分，前面说了，人从水生变成陆生之后，保水是他的天职。但是，当人睡得过熟，或者是人老了，大脑皮质暂时或永久地失去了管辖的威力，连这样的浓缩功能也开始敷衍了事，于是，不仅控制不住尿，而且尿量还增加了，所以，人老了之后，首先夜尿会增加。当然，如果你因为虚弱而未老先衰，这种情况就会提前出现。我见过很多年纪轻轻的女孩子，喝了水就要上厕所，而且喝水也不解渴。如果从中医讲，就是阳虚不能蒸化水液；从西医角度上说，她们皮质的作用已经与年龄不符了，尿液的浓缩功能受到了影响，开始“漏水”了。

这类人平时手脚就是冰凉的，同样也因为虚损。所以，为了扭转这种状况，她们也可以吃点儿五苓散。这个药其实很平和，非洲人从未吃过中药，她们的经络没被中药、针灸之类的中医体系治疗打搅过，所以，一种很平和的药物能治大病。换到中国人，虽然病情没有“尿崩症”那么严重，但我们太常用中药了，以五苓散的药力作为平时调补之用，力量是合适的。

## 中国女人特有的“漏尿”问题

中国女性还有一个高发的病状，就是“漏尿”，一般是生育之后，年过五十者，遇到咳嗽、大笑、打喷嚏时，会控制不住小便，滴漏下来。但也有很多人这个现象提前，我曾经见过一个三十几岁的白领，因为“漏尿”，卫生护垫一天都不能离，为了遮盖气味，还要换着香水喷，苦不堪言到了几乎辞职的程度。

研究者发现，“漏尿”这种病与人种有关系，虽然同是生育后的女性，即便生育的数量比中国人多得多的非洲女性，也少有这个问题。从西医角度看，这与中国人的肌肉类型、肌肉张力有直接关系。如果还回到进化角度，负责控制小便的“尿道括约肌”是发育成熟最晚的，是相对高级的组织，所以，也自然衰退最早。这个衰退早晚又和人的衰老有关，而中国人本身很容易出现脾虚，甚至肾虚，衰老也自然来得早，这些都是中国女性“漏尿”问题高发的原因。

我之前写过一本书《脾虚的女人老得快》，这个结论性的书名使这本书很好卖。因为中国人中，被医生诊断或自己诊断为脾虚者，占大多数，它导致的变老使大家人人自危。事实也确实如此，之所以我说中国人脾虚的占大多数，与脾虚的成因有关系。

中医认为，导致脾虚的因素有几个：首先是劳逸失当，其次是思虑过度，而这些都非常符合中国一直以来的国情和民情。

中国一直是农耕民族，靠体力谋生是历史的常态，所以劳役过度是过去祖辈人的生存方式和特点。这都是对脾气，或者说对身体的直接克伐、消耗。逐渐成为工业化国家，经济发展之后，国人又陷入了劳动、运动严重不足的情况，经济的发达还没有影响人们的生活观念，运动也没有成为生活常态，缺乏运动是中国人的普遍现状。中医讲，“久坐伤肉”，其实这个“伤肉”就是伤脾，因为“脾主肌肉”，长期不动，严重缺乏运动，会使人越来越虚，虽然与祖辈的状态大相径庭，但结果是同一的，都是导致虚。

至于思虑，中国人是最善于用脑的民族，心思细密，而情绪又相对内敛，这就造成了对内里的消耗，而这是目前导致人们虚损严重的关键，特别是当外界的诱惑逐渐增加，内心又无所附依时。一边是体力，一边是心思，和情感外露、奔放、体力充沛的欧洲人相比，中国人有点儿“小姐的身子丫鬟的命”的感觉，所以，“郁闷”才能成为这个时代的时髦用语，而郁闷是最能致虚的。

这个虚首先殃及的高级组织，自然也包括受高级神经控制的“尿道括约肌”。所以，如果为这个问题求助中医，五子衍宗丸这种中成药很可能是首选，因为这里面的五味药物就是五种种子，分别是枸杞子、菟丝子、覆盆子、五味子、车前子。中药里的种子类药物往往是补脑的，都入肾经，而且都有收涩的效果。入肾经的可以补脑，收涩的作用主要针对的是尿道括约肌局部，使它们能“hold 住”。

除此之外，针对尿道括约肌的肌肉训练，也可减少“漏尿”的发生。具体做法就是主动收紧肛门和会阴那一部分的肌肉，每次收紧 5 秒之后再放松，逐渐地延长到 10 秒，这样反复收缩放松地锻炼，每次可以做三五分钟，每天至少做两三次，这是个基础量，坚持一个月就能看出明显效果。

其实这种锻炼可以随时进行，无论是等电梯、等公交，甚至开会时，都可以自己悄悄做，多多益善，而且最好从年轻时就开始，至少是从怀孕开始就做。因为怀孕之后，骨盆底部的肌肉会因为过度拉伸而弹性减小，如果能提前做，对肌肉的锻炼效果有个蓄积，而且也就逐渐地养成了习惯。

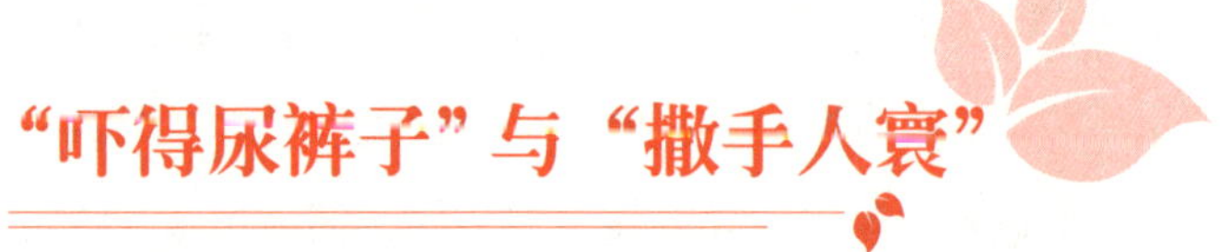

## “吓得尿裤子”与“撒手人寰”

很多电影里，表现一个人遇到危险，特别是一些胆小鬼，会被危险吓得尿了裤子。事实上，这不是胆小的问题，是人之常情。因为平常状态下，人的大脑皮质会在你不察觉的时候，严格控制着下面的各个器官，其中就包括负责排尿的“尿道括约肌”，而这是人类进化到高级时特有的，因为这个功能，人类有别于动物，不会因为尿急而当众失态。之所以小孩子会尿床，老人上了年纪也会憋不住尿，其实问题都出在大脑皮质上，它管不住“尿道括约肌”了。

大脑皮质是主管人的思维情绪等重要心理活动的部位，是高级中枢，所以它仍旧遵循越高级的，发育完成越晚，衰老越早的“铁律”。因此，孩子总是喜怒无常，说哭就哭，因为他们的大脑皮质还没成熟到能控制情绪。到了老年，也会变成老小孩，特点之一也是喜怒无常，情感控制不住。所以，社会上有个经验，当你看到一点儿悲惨的事情就会哭，“泪点”变得很低的时候，就说明你老了。人上了年纪，见多识广，悲惨的事情经历多了，为什么反倒变得脆弱了？归根结底，和见识无关，是你的身体，确切地说是大脑出了问题，你的大脑皮质功能开始向孩子退化了、减弱了，不能控制住情绪了。

和情绪一同不能控制住的，还有大脑皮质主管的“下属”，像负责排尿的括约肌，负责运动的骨骼肌，都在大脑皮质的管辖之下，只是这种管辖你是无从感知的。当这种管辖功能减弱时，首先出现的就是不能控制排尿了，因为“尿道括约肌”不听使唤了，所以，孩子会尿床，老人会憋不住尿，包括一个病重的人，如果出现大小便失禁，显然是病危的征兆，也许有的人可以救过来，但至少在失禁的那个阶段，大脑已经受到了严重的损伤。而很多人在受惊吓后尿裤子也是这个道理，惊吓使大脑皮质暂时地“失职”了。

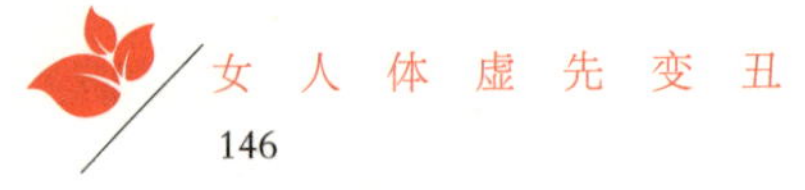


被大脑皮质管束的还有我们身体的肌肉。

观察一下一个人的诞生到死亡，其实是很有意思的。出生时，孩子都是攥着拳头大哭，看上去好像知道了这个世道的艰难，必须憋足了一口气才能出来拼杀，才能活下去。到了临终前，一个典型的征兆就是手松开了，不再攥着了，所谓“撒手人寰”，就是对这种死亡状态的描述。为什么临终前会撒手？就是因为大脑临近死亡时，已经无暇顾及“下属”，负责握拳的是骨骼肌，它们直接接受大脑皮质的命令，皮质没有命令了，从出生就开始握的拳头，此时彻底松开了。

前面我们讲了五子衍宗丸，由枸杞子、菟丝子、覆盆子、五味子、车前子组成，说明书上说，是治疗阳痿不育、遗精早泄、腰痛、尿后余沥的，看上去是个男用药，事实上，只要因为“hold不住”而出现的排泄问题都可以用，比如小便控制不住，不管男女，甚至可以是儿童。

有的孩子上了小学还在尿床，家长很担心，如果去西医院看，一般都诊断是大脑没发育完全。而中医认为，大脑的发育是肾所主的，脑为髓海，肾生髓，所以，和老年人因为衰老带来的肾虚是同一个结果，只不过孩子的肾气不是衰退，而是还没充盈，所以都可以使用这种药物，促进大脑发育。有的人衰老提前，可能在40多岁就出现小便憋不住的问题了，那就应该提早吃。这种药很平和，都是植物药，所以需要有个相对长的调养过程。

# 月经崩漏，白带清稀、量多都是身体“hold 不住”

在“赤脚医生”年代，我的一个老师被下放到农村，他遇到过这样一个病例：一个农村女孩子得了“功能性子宫出血”的毛病，月经时出血不止，因为出血过多，已经面临休克危险。但她们地处深山，要想去县医院需要翻山，当时完全来不及，又没有其他止血药，情急之下，老师找了一根香烟，点燃后对着女孩的脚趾熏烤，结果，血居然慢慢地止住了。一时间老师声名大噪。

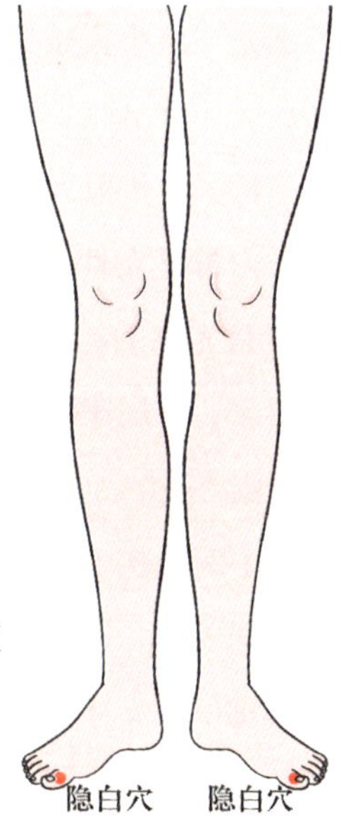

图 3

老师熏烤的那个地方是“隐白穴”（见图 3），这是足太阴脾经的井穴，所谓“井”，就是脾经发源的地方，对各种因为脾虚引起的月经过多、崩漏都很管用。规范地说，应该用艾条灸这个穴位，但连艾条也找不到的当年，一根香烟居然也奏效了。

这个女孩子的崩漏，到后来血色已经很

淡了，但即便如此，仍旧不能止血。这种情况在很多现在的女性身上也有，她们每次月经的时间拖得很长，别人五六天，她们可能十几天，而且到后期已经没有血色了，但还是不干净。这种情况，中医就会诊断为脾虚，是“脾不统血”了。

中医讲，脾能统摄，肾能固涩。正常情况下，脾、肾这二脏器，都有帮助身体器官“hold 住”的能力。这种能力是发育成熟获得的，所以，人在幼年或老年，都有“hold 不住”的问题，比如，都有小便不能控制、口水多的问题，和月经的淋漓不尽在机理上是一致的，都是不成熟、衰退或衰老所致，只不过衰老的器官不同，表现的形式不同。

这种与衰老同理的病态，在女性身上更多地表现为月经量多，与此类似的还有皮肤上有瘀青，但这种瘀青摸上去并不痛，显然不是磕碰所致，怎么好端端的有瘀青呢？是血管“hold 不住”了，西医一般诊断是“血小板减少”，或者虽然不减少，但功能降低，所以不能有效凝血而导致出血、“漏血”。

除了这些因为虚导致的出血问题，还有白带量多、清稀。

白带是女性该有的子宫分泌物，不能过多，也不能没有。正常情况下是无色的。偏黄的一般有急性炎症，在中医讲是有湿热；偏淡而且量多，多属于虚寒。如果西医诊断，会是慢性炎症，如慢性盆腔炎、慢性附件炎。

中医对疾病有个认识：“久病必虚”，意思是，只要是慢性病，消耗时间长了，体质和病性一定都是偏虚的；或者反过来说，只要是体质偏虚的人，生病之后很难速战速决，多会转成慢性的。因此，这种白带多仍旧是身体“hold 不住”的结果，和白带多同在的，一般还有下肢怕冷，腰以下总是冰凉的、重坠，肚子里总是丝丝拉拉地隐痛，这些都是肾阳虚的结果。肾阳虚，不能温暖周身，所以才觉得冷。而肾阳虚就是身体功能的衰退、衰老，所以，同时出现白带多的问题也与身体衰退时的因“hold 不住”而“漏水”是一个道理。

对于这类疾病的处理有个总则，就是温补，通过温性药物的补充，使身体可以控制住自己，“hold 得住”。所以，无论是治疗月经拖拖拉拉不止，还是白带多、肚子冷痛，肯定都要用到姜这味药，因为姜是温性的，从干姜到炮姜，根据程度不同而选择。

干姜就是我们吃的生姜晒干了，炮姜就是把生姜炒制成稍微有点儿焦炭的感觉。无论炒制、脱水的是药物还是食物，热性都会增加，比如，馒头干就比馒头更容易上火，干姜就比生姜要热，已经炒得有点儿炭化的炮姜就更热了。对于白带很多的人，炮姜是必用的，用它较强的温性可以涩住不该流出的水液。

这个炮姜可以和肉桂一起，压成粉末之后敷在肚脐上，如果可能，加点儿黄酒调匀后敷更好。每天晚上临睡时敷上，第二天揭去。连续一星期，白带的量会明显减少，而且肚子的冷痛、不舒服也会减轻。

## 体质弱、年纪大的人更容易过敏

前面说了，副交感神经占主导的时候，人会“漏水”，不仅如此，这种低级神经把持身体的时候，过敏的情况会增多，因为过敏这种免疫反应，平时之所以能平静存在，就是因为有交感神经这样的高级神经控制着。

大家最熟悉的过敏可能就是青霉素过敏了，如果不做皮试就注射的话，很多人可能当场毙命。我见过最严重的一个过敏患者，他只是从急诊室门前经过，突然就摔在地上了，就是因为急诊室里散发着青霉素的药物分子，他的极端过敏由这么微量的剂量就诱发了。一旦这种过敏发生，唯一的办法也是最快的办法就是注射“肾上腺素”，只要及时注射，生命就可以救回来。

肾上腺素可以刺激交感神经马上兴奋起来，遏制住它失职时替代它的副交感神经。从中医的角度看，交感神经类似补肾壮阳的药物，它兴奋之后，血管会收缩，心率加强，泵血的力量增加，新陈代谢亢进，疲乏的肌肉工作能力增加。总之，会呈现出我们俗话说的“打鸡血”状态。而与之相对的副交感神经兴奋时，人就处于肾虚状态、衰老状态，人如果总是处于这种状态，过敏就最容易发生。

很多孩子很小就过敏，特别是小时候就有湿疹的孩子，一般是对牛奶甚至母乳过敏，这种情况如果控制不住，还会引起哮喘。很多家长很着急，担心孩子就此喘下去。但是，等孩子长到十几岁，这种情况就好转甚至消失了。西医的解释是，孩子的肠道黏膜成熟了，引起过敏的大分子物质透不过去了，过敏也就好转了。如果从进化的角度看，孩子长大了之后，交感神经这种相对高级的神经发育成熟了，能“hold 住”副交感神经了，由后者兴奋导致的过敏也就被抑制住了。如果从中医角度讲，孩子上学之后，肾气开始旺盛，之前肾气不足导致的各种问题也就减轻了。

成年人也过敏，但很少是一成不变的，往往是有几年严重，有几年又缓解了。我见过一个山东人，从小生长在海边，海鲜是他们的家常菜，去年，他突然发现自己开始对吃了一辈子的海鲜过敏了！为什么？因为他发现这个问题时，已经 56 岁了，肾虚了，人老了。

海鲜本身是最容易导致过敏的，当身体开始衰老时，副交感神经开始着手“篡权”了，它兴奋时加重的过敏问题自然随之而来。要抵抗这种情况，就是要减慢身体的衰老。所以，治疗过敏问题时，如果不用到补肾药，这种治疗只是应对性的，不能从根本上减轻。

除了这种过敏，还有一种与免疫系统功能有关的疾病，也会随年纪的增长而发生，就是让医生头痛的自身免疫性疾病，如红斑狼疮、类风湿性关节炎、强直性脊柱炎、干燥综合征等。

我见过一个女患者，平时很讲究，到她快 50 岁的时候，突然开始长蛀牙，而且来势汹汹，是几颗牙同时长，很快就有了严重的空洞，不得不到医院一个一个地补。她很奇怪，自己一直很讲究口腔卫生，之前从来没有一颗蛀牙，上了年纪之后也不吃糖，怎么好端端地长起了蛀牙？幸好她遇到了一个很有经验的口腔科医生，提醒她赶快查查免疫指标，他怀疑她的蛀牙是干燥综合征引起的“猖獗龋”，就是因为自身免疫系统出了问题，使唾液分泌过少，牙齿缺乏唾液的保护引发的严重的龋齿。

纵观一下这类疾病的患者，大多是 40 岁以上的女性。之所以要到 40 岁，就是因为自身免疫功能，相当于个体发育的早期阶段。当人开始衰老时，自身免疫功能就变得亢进了，它的亢进就是“敌我不分”，对外边的异物识别能力下降，但对体内的组织却过度敏感，自己和自己打起来了，这就导致了自身免疫性疾病。

# 淋漓大汗很伤身

有个误区要先澄清一下，很多爱美的女性觉得，夏天是个减肥的好季节，因为夏天出汗多，而出汗能减肥。她们甚至还拿出了言之凿凿的证据：1 克汗能消耗 580 卡路里的热量。

其实，这种说法毫无道理。人出汗是为了散热，准确的说法应该是“1 克汗约能散发 580 卡路里的热量，因此能使体温下降”。当然了，人在失水的状态下体重会减轻，但这种减少只要一喝水就能补回来，而正常的体重减轻是指减少脂肪，不是“脱水”。如果你出的这 1 克汗是通过运动而出的，减肥就成为可能，因为所减的肥不是流出的汗，而是与出汗同时消耗的热量。你想想，如果你每天游泳 2 千米，一星期下来肯定减肥了，但游泳的时候并没有出汗呀？！所以仅仅靠消极的出汗来减肥，是不可能的，比如，你一天不动，就坐在桑拿房里，肯定出汗多，但那是不可能减肥的，甚至是危险的，因为过分出汗是可以危及健康甚至生命的。

除了因为运动、炎热导致的正常出汗，异常的出汗在中医里属于“杂病”，是需要治疗的。这种病态性的出汗有几种，最常见的是“自汗”，就是很少运动，甚至不运动，也没觉得多热的情况下，汗就不停地往外冒，比别人爱出汗或出汗量多。还有一种是“盗汗”，就是晚上睡觉时出汗。当然还有些人因为内热严重，吃的东西热量太高，也比平常人更容易出汗，这种人往往是身体特别壮实的小伙子或发育期的孩子。除此以外的出汗，在中医里都属于虚，“自汗”是气虚，“盗汗”是阴虚。

一般来说，“自汗”的人还很怕冷，很容易感冒，他们总觉得是因为出汗之后着凉了。其实这只是一方面，更多的原因是他们在出汗的同时，体质已经处于虚弱之中，免疫力本身就低。出汗和感冒是并发的，可能不是互为因果的关系，而是平行关系，因为它们出自一个原理，用中医的理论讲，就是表气固摄不住了，皮肤的卫外功能降低，所以汗得以从里往外漏，风寒等外邪得以从外向里侵袭，既爱出汗，又爱感冒。

所谓表气固摄不住，同样也是一种“hold 不住”。

人类的汗腺由交感神经控制，人激动、紧张、运动都由交感神经支配，所以在这些时候人会出汗。之所以交感神经能发挥出这种作用，是因为有一种叫作“乙酰胆碱”的神经递质，存在于每两节交感神经的接头处的前方，医学上称为“节前突触”，神经的信号就是通过这些递质传递给下一节神经的。

非常遗憾，这种名为“乙酰胆碱”的神经递质不仅存在于交感神经，也存在于副交感神经，更重要的是，在副交感神经的两节对接时，不仅“节前突触”存在，“节后突触”也存在这种递质，通俗地说，副交感神经所含的乙酰胆碱，是交感神经存量的 1 倍，这个递质的多少对副交感神经的影响就更大。

乙酰胆碱增多，副交感神经就会变身主导，如前所述，它所带来的分泌液增多，“漏水”等问题就会出现。研究发现，恰恰是人在虚弱时，乙酰胆碱的含量会升高，这就给相对低级的副交感神经“接班”提供了便利，而它又能使汗腺变得更敏感，所以，还没怎么着，就已经大汗淋漓了，再现“hold 不住”的现象，就是中医说的“自汗”。这也是为什么老年人、虚弱的人更容易自汗的原因，因为虚的人、年老的人，他们的副交感神经都是占主导的。

大量出汗的时候，血中各种有用的物质排出也增加，人就会越出越虚，越虚越出，进入一个恶性循环。2013 年的羽毛球世锦赛，林丹再次迎战马来西亚的一号选手李宗伟。打到最后一局的时候，李宗伟多次因为抽筋叫暂停，虽然现场的医生做了紧急处理，但很快他又坚持不住，最终只好终止了比赛，林丹不战而胜。事后，李宗伟被送进了医院，从镜头中可以看出，他已经汗出如洗，人也疲惫不堪。第二天，来自医院的消息称，李宗伟是因为连续几天的比赛导致过度消耗，引起体力透支。据悉，当时为了避免气流影响比赛，体育馆关了空调，室内的闷热加上运动量过大，使李宗伟体力透支，抽筋就是透支时血液内电解质紊乱导致的。

汗液中除了水分外，还含有少量的钠离子和钾离子，如果出汗过多，会引起钾离子流失，人就容易出现四肢酸软无力、手脚发麻等症状，严重的还会引起心脏方面的问题，医学上称之为“血钾低”。这种情况常见于长期高温作业的人，如夏天工地上的建筑工人和马路上指挥交通的警察。

钾离子是身体各个细胞都需要的，如果血液内的钾离子含量水平过低，严重的会造成神经肌肉系统和心血管系统功能障碍，人会因此感到四肢酸软无力，从下肢到上肢出现不同程度的迟缓瘫痪。这个人心里很明白，但就是抬不起胳膊甚至迈不开腿。我见过一个血钾低引起的瘫痪者，是个小伙子，因为感到不舒服所以要去医院，但走到半路就走不动了，正好瘫在马路中央，差点儿出车祸。心脏的跳动周期，也是根据钾、钠、钙等离子浓度的不同来调节的，如果钾离子流失过多，心脏的运转也会出现大问题，会造成心律失常，很多危重的心脏病患者最后就死于血钾的异常。这时候，患者会出中医说的“亡阳之汗”，身上是冰凉的，汗液也是凉的，但还是出，就像久泻无度的人一样，可以是濒危的征兆。中医讲，“汗为心之液”，一方面，与心挂上钩是为了强调汗的重要、珍贵；另一方面，大量出汗之后，心脏乃至循环系统肯定受影响。

## 你所不知道的“止汗剂”

连李宗伟这样优秀的运动员都经不起大量出汗，何况一般体质的人。所以，中医对付出汗有很多办法，气虚、“hold 不住”的，有“玉屏风口服液”，这个药不仅可以减少因为气虚引起的出汗，还可以在流感季节预防感染，机理是一样的，都是使身体可以“hold 住”自己卫外的“屏风”。

有两种能在药店里买到的中成药：一个是“金锁固精丸”，一个是

“五子衍宗丸”。后者在前面已经讲过，适合那些因为“hold不住”导致的遗精、小便控制不住等，其实用在自汗、汗多上也可以，因为机理是一致的，都是因为虚而固摄不住。

这就是中医的特点，所谓“异病同治”，虽然病状的表现不一样，但是只要病理基础一致，可以用同一种药物或同一种方法。比如，女性常用的“乌鸡白凤丸”，因为女性常用，很多人觉得是“女用药”，甚至觉得，男的要是吃了，估计得女性化。其实根本不是，首先，“乌鸡白凤丸”不是雌激素，它只是针对女性更容易出现的气血虚弱问题，而气血虚弱多表现在月经不调上；男的同样可以气血虚弱，只不过他们可能表现在慢性的肝炎、肾炎，甚至慢性的前列腺炎，但不管是哪种，只要源于气血虚弱，这个药都是适用的。

按照这个原理，还有一种也是用来止汗的中成药，叫“金锁固精丸”，里面的药物包括沙苑蒺藜、芡实、莲须、龙骨、牡蛎，都是收涩的药物。说明书上说，主要是用于肾虚不固引起的遗精滑泄、神疲乏力、四肢酸软、腰痛耳鸣，但因为这些药物都有固摄效果，而且药性都比较平和，和“五子衍宗丸”一样，没有吃了会上火的药物，所以自汗严重时也不妨一试。

有个便方也对自汗很管用，就是桑叶。最好是新鲜的桑叶，焙干后碾成末，每天喝粥的时候将桑叶末和在粥里，每天10克左右，一星期就能看到效果。

孩子也是最容易出汗的，特别是晚上睡觉，即便是检查不缺钙，汗也照样出，这与孩子的发育不完善，固摄能力，或者说“hold住”的能力还没发育完善有关系。但孩子一般不必为出汗吃药，有个很管用的外治法，五味子、五倍子，这两味药在药店都能买到，等份地碾成末，用70%的酒精调匀，敷在肚脐上，上面盖一块能保湿的塑料布，让药物成分慢慢吸收，每天晚上敷上去，早上拿下来，第二天晚上再换个新的。

五味子和五倍子都是有收敛作用的药物，借着酒精的穿透力，可以进到全身静脉最丰富的脐部被身体吸收，对于出汗，甚至对夜里尿床都有帮助。

一方面是止汗，另一方面还要补充出汗损失的微量元素，比如钾。中国人夏天讲究喝茶，喝绿豆汤，说能解暑，如果从成分上分析，这两种饮料中钾的含量都很高。除此而外，橘子汁、香蕉和土豆也富含钾，如果一天能吃一个土豆的话，就能保证一个人钾的需要。

# 精神压抑是对身体最大的消耗



有个公式大家应该注意：欲望 – 实力 = 上火。欲望要是设定错了，远远超过自己的实力，这个减法最后的得数就会越大，上火的程度也就越大，这个火就是对身体的耗竭。

欲望该什么样，该多大，至关重要，很多人之所以郁郁寡欢，一辈子不痛快，外界条件是一回事，更重要的是他们的欲望始终定得不合理，一辈子在为达到这个欲望而消耗自己，最后等于是被欲望折磨死，正如那句老话，“人为财死，鸟为食亡”。如果我们把生命比作一支蜡烛，在蜡烛的长短已经基本定了的前提下，如果不断被欲望挑亮火苗，蜡烛就会提前烧完。

“病”字的下面是个“丙”字，之所以把“丙”，而不是把“甲”或“乙”放在“病”字下面，就是因为在天干地支的对应中，“丙”对应的是“心”，也就是说，古人在造字的时候就已经明白，人之所以生病，和心情、欲念脱不开干系。除去那些我们不能左右的先天因素之外，心情不畅、所愿未遂是对身体最大的消耗，幸好这一点，是我们在后天的时日中可以自己调控的。

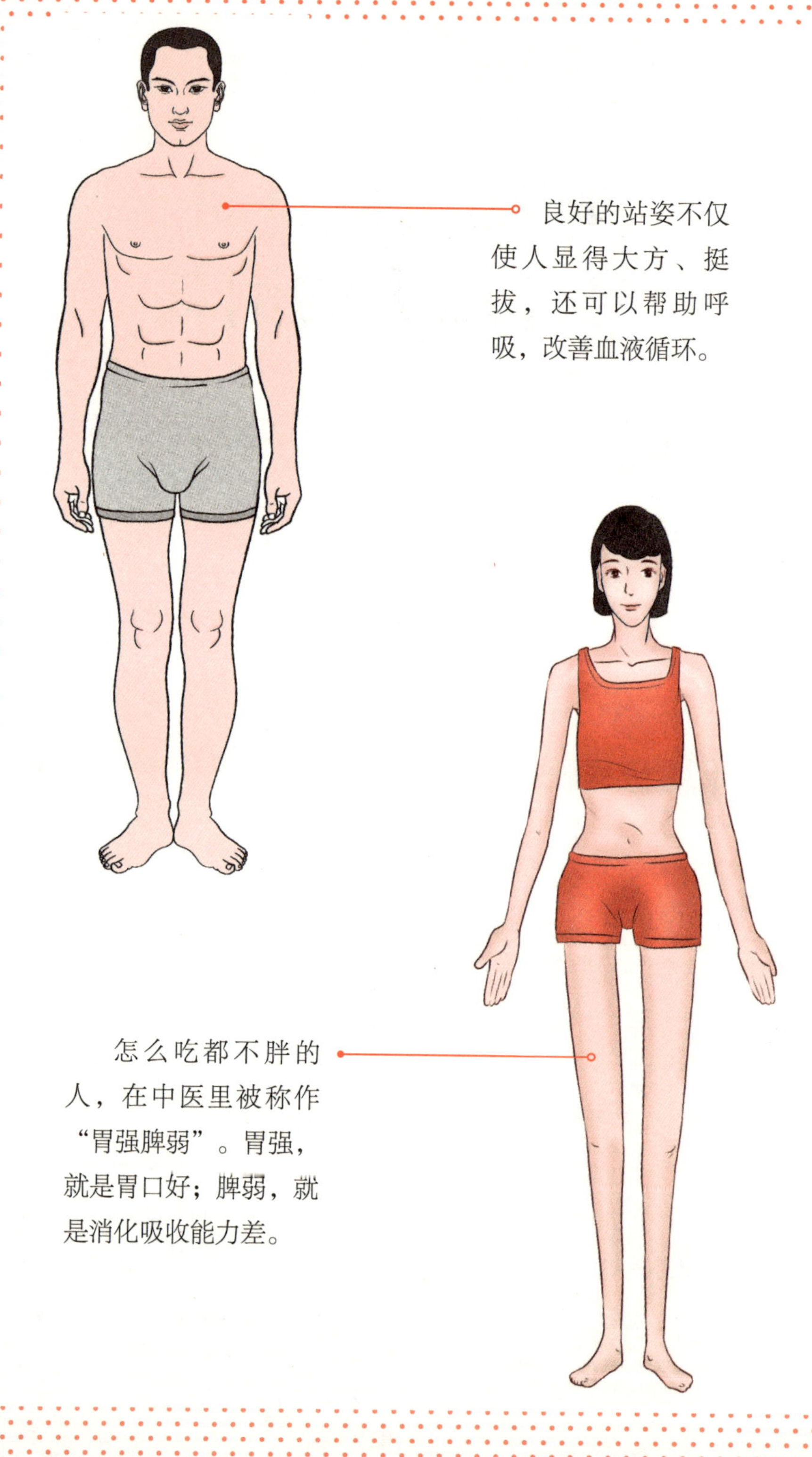
良好的站姿不仅使人显得大方、挺拔，还可以帮助呼吸，改善血液循环。
怎么吃都不胖的人，在中医里被称作“胃强脾弱”。胃强，就是胃口好；脾弱，就是消化吸收能力差。

# 多吃不胖者，本身也是虚

很多女孩子羡慕那些怎么吃都不胖的人，因为吃不胖，所以没有节食减肥之苦。我见过一个女孩子，是上海人，她特别喜欢吃牛排，而且一次能吃两客的量，但是人却非常瘦。她为此得意地说，每次吃完牛排，回到家就是一顿腹泻，吃下去的东西就随之泻出去了，这使她可以肆无忌惮地大饱口福了。事实上，这种口福是潜藏着危险的，像她这种吃什么都不胖的人，别看嘴很壮，但内里很可能是虚的。

人的胖瘦和基因有关，基因在出生时就决定了脂肪细胞的数量。一直瘦，甚至怎么吃也不胖的人，有可能是脂肪细胞的数量比别人少，但这只是肥胖原因中很小的部分，更多的胖和瘦是后天因素决定的。像这种怎么吃都不胖的人，在中医里被称作“胃强脾弱”。胃强，就是胃口好；脾弱，就是消化吸收能力差，“酒肉穿肠过了”。但是，要知道，并不是真的仅仅“穿肠过”，中医讲的脾气，还是要为这两客牛排，好生地忙乎一阵子，只不过是白忙而已。

但是，这个忙乎的过程仍旧是消耗脾气的过程，虽然吃进去的牛排或其他食物没能被身体吸收，身体也没因此发胖，但脾气的消耗绝对不在别人之下。如果她真的视自己的这种怎么吃都不胖的现象为优点而“大肆发扬”的话，脾气每天就要比别人消耗得多，早晚会被过度消耗而提前进入虚损状态。所以，这种人虽然能吃，大便总是不正常的，像前面那个吃两客牛排的女孩子那样每次暴泻倒不至于，但是大便不成形肯定是他们的常态。

大便不成形，是判断一个人脾虚的关键指标。大便不成形就是身体在“漏水”，而这种“漏水”已经是身体衰退的征兆。这种情况如果不遏制，等上了年纪，身体的代偿能力用尽之后，肌肉的松弛、无力会接踵而至，很多人甚至一下子又变成了个大胖子，同样是因为脾气虚，代谢能力不足，无力把脂肪及时代谢出去。

对于这种人，首先要做的是，不能因为吃不胖而放胆地吃。可能他们不会因此吃出肥胖、糖尿病，但可以吃虚自己的脾气，而脾气虚可以是其他疾病的基础。其次，还是要想办法调整饮食，使自己稍微长点儿肉，一方面保持正常的身体脂肪储存，另一方面也说明你的脾气得到了护养。

具体地说，就是饮食保持在正常量，同时多吃些容易消化的食物，比如五谷，因为五谷消化起来是所有食物中最节约脾气的，不必像吃肉之后那么“大动干戈”，而最终能被身体吸收的也相对多一点儿。这样慢慢地纠正、积累，至少减少了因为吃肉或难以消化食物而消耗的脾气，即便不能马上长肉，但脾气没有继续虚下去。

在中成药中，有种这类人可以时常吃的药物：人参健脾丸。可能大家会问，这里面有很多开胃消食的药啊，再吃，这种“胃强脾弱”的人不是更能吃了吗？的确，这里面有诸如谷芽、神曲、山楂之类的消食药，但这种药物的作用主要是帮助食物的消化，它的开胃作用是针对因为食物不消化引起的食欲不振。如果一个人本身没有食积问题，这种开胃的效果也就不存在。对那些“胃强脾弱”的人，他们的食欲不会因此而再增加，反倒是帮助他们消化的作用更大。

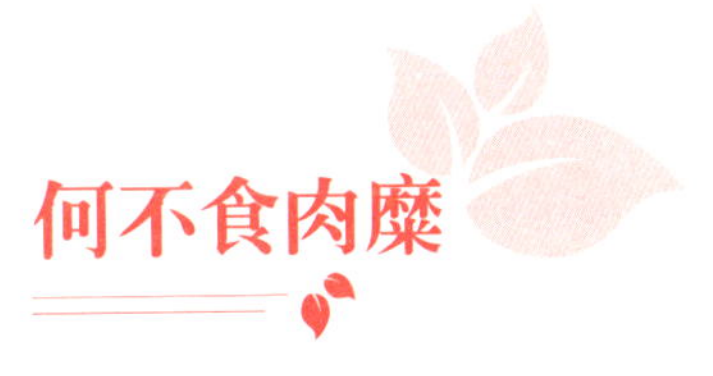

## 何不食肉糜

《晋书·惠帝纪》记载，晋惠帝司马衷当政时，“天下荒乱，百姓饿死”，下臣报告民情之后，司马衷问：“何不食肉糜？”意思是，没粮食吃的话为什么不吃肉做的粥呢？

与此类似，据说1774年路易十五驾崩，路易十六和玛丽·安托瓦内特在兰斯为法国国王和王后。当时法国全国正在闹饥荒，老百姓没有粮食。于是大臣向王后报告“法国的百姓没有面包吃”，王后的回答是：“为什么不让他们吃些蛋糕呢？”

一个是肉糜，一个是蛋糕，在显露当权者不察民情的昏聩的同时，还显示出了东西方饮食的差异：中国人更认同的是淀粉为主的粥，西方人习惯的是蛋白质为主的蛋糕。现在，一直有个笑话说，要考察一个人是不是真的中国人，只要给出粥和咸菜，喜欢吃的肯定就是中国人，不管他移民到了哪里。

在中国著名的长寿之乡广西巴马和江苏如皋，喝粥早已成为当地人万古不变的养生妙招。当地长寿老人中的74%，都采取“两粥一饭”的形式，就是一日三餐中，早晚都是喝粥的。著名经济学家马寅初和夫人张桂君，夫妻双双都是百岁老人，两人尤其喜欢喝粥。每天早晨，他们把50克燕麦片加入250克开水，冲泡两分钟即成粥。天天如此，从不间断。京城名医路志正先生的饮食习惯中就有喝粥配上醋泡姜这样的小菜，吃了四十多年。路老现在已经九十多岁了，还在出门诊。

性质偏温的姜是健脾的，粥也同样，这是中国人根据自身体质特点慢慢形成的饮食智慧。中国人与吃牛肉、意大利面的欧洲人消化系统不同。我们的祖先发现，中国人本身不是脾气很强、消化能力很强的民族，只有在饮食消化中尽量节约脾气，才能保证吃进去的营养被吸收。和消化肉类、固体类食物相比，粥的消化是最节能的，所以逐渐成了养生甚至生活的首选，包括历代医书中，“糜粥调养”都是疾病后期善后的一环。

对于一个总是觉得胃肠虚寒，吃凉的就难受的人，不管年龄大小，将食物尽可能地以粥的形式承载，应该是健脾的首选。可以将各种蔬菜、肉类切碎和五谷一起熬粥，类似“肉糜”，一是便于营养的吸收，二是就此避免了煎炒中油脂的使用，也能降低食品的热量。另外，煮、炖、蒸的烹调方式也很健康。

## “无病呻吟”者大多都因为虚

中医诊断一个人的疼痛是有虚实之分的，诊断标准也相对简单。一般情况下，喜欢按着、压着，疼痛时间较长，又没有特别明确痛点的，一般都是虚性的。而那些痛点明确，但疼得不能碰触（医学上称为“拒按”），而且来势汹汹的急性疼痛，往往都是实性的，比如急性阑尾炎，就在右下腹有个“麦氏压痛点”，医生按上去时，特别是抬起手来的时候，患者大多会喊疼。这种需要紧急处理的疼痛，即便患者本身体质很弱，但因为病邪来得急、来得重，最常见的就是急性炎症，在中医里多归为实证。

中医针灸里面有个穴位叫“阿是穴”，其实这种穴位没有固定的位置，就是在患者觉得不舒服的时候，而且多是因为疼痛，如扭伤、摔伤等急性外伤而来就医时，医生会用手按按，按到一个痛点的时候，患者或伤者会大喊：“啊，是这儿！”如果用针刺这里，止痛的效果往往很好，逐渐就形成了个规矩，急性疼痛的痛点，就叫“阿是穴”。这也是实性的，如果看中医，是绝对不能用补药的，否则只会更痛。中医有句话“不通则痛”，指的就是这种实性的疼痛。

相反，那种绵绵的，说不清楚哪里，但始终不好的疼痛，往往是虚性的，多在上了年纪的人，或者体质过早虚弱的人身上出现。这在生活中很常见，人上了岁数之后就会这儿疼那儿疼的，虽然总是每天抱怨，但并不是痛到不能忍，而且越是虚弱的人，毛病越多，浑身疼是常事。但是，如果真去医院检查，未必能查出带来这些疼痛的毛病。或者说，虽然有点儿问题，但不至于总是这么疼，在别人眼里，会被认为太娇气了，无病呻吟。事实上，他们很无辜，之所以疼痛，或者说之所以放大疼痛的感觉，是因为他们老了、虚了，如果从进化角度上看，是完全可以理解的。

我们的疼痛需要经过神经传递给大脑，传导疼痛的有两个系统，一个是种系发生上比较古老的，相对原始一点儿的，另一个是种系发生中，比较新的，进化程度高一点儿的。前者可以传递慢性的疼痛、弥漫性的疼痛；后者的作用就是抑制这种携带疼痛信号的传递，甚至可以说，有点儿止痛的效果。

但是很遗憾，像前面多次重复的一样，越是进化程度高的器官和组织，衰退也越早。当衰老、虚损袭来时，它们首当其冲。由此，这种身体自带的"止疼系统"就失去了功能，原本能传递疼痛的低级神经，就会肆无忌惮地成了主导，开始错误地传导疼痛的信息，前面说的慢性的、弥漫性的疼痛就开始出现了，而且身体对疼痛的敏感度也随之升高，原来身体好点儿的时候肯定能忍受的疼痛程度，现在就可以痛不欲生，常被认为是"无病呻吟"。事实上，这一切都是虚损惹的祸！

与"不通则痛"的最常规说法相对的，还有一种叫"不荣则痛"。在《黄帝内经》中就有论述，在后世医家中更得到重视。这种痛是因为气血不足以荣养局部导致的虚性疼痛。《伤寒论》中治疗疼痛的处方中，治疗虚性疼痛的占49%，其中典型的如"桂枝人参汤"。在"桂枝汤”的基础上加了人参，治疗的适应症是“发汗后，身疼痛，脉沉迟者”。无论是发汗后，还是脉沉迟，都是虚性的，由此引起的疼痛就不是“不通则痛”的血瘀了，而是虚，所以在桂枝、白芍养血的基础上，又加了人参，增加补养之力。这个方子对于很多找不到原因的浑身长期、慢性疼痛都有作用。从中医角度上说，是补益了气血，经脉充盛了，身体就不会因为失养而疼痛。从进化角度上说，人参、桂枝都是补脾补肾的药物，可以在一定程度上恢复神经“止疼系统”的功能，那些看似无缘由的疼痛也就减轻了。

## 丑模样和癌症都是生命的“返祖”

前面几章，我们主要叙述了面容、身材长得美，与进化甚至健康的关系，这个结论会让很多人感到新奇。但新奇的同时，接踵而来的问题一定是：我已经长成这样了，还有什么办法可以改变这种不美带来的不健康宿命吗？既然是与进化有关，是先天决定的，我们后天所做的一切还能有什么帮助吗？答案是肯定的，绝对有帮助，具体地说，这些帮助主要从中医的“补肾”开始。

前面说了，之所以面容、身材长得不美，之所以健康出问题，和基因及基因的表达有关系，而基因的改变和表达又受环境、后天的影响。

日本人曾经被我们称为“倭寇”，因为他们的个子很矮。后来，日本经济发达了，日本人的身高明显增高，现在的日本人早就不是过去的矮个子了。这种情况，在中国同样出现了。2012 年《中国儿童少年营养与健康报告》中提到：从 1985 年至 2012 年，农村男生身高平均增加了 7.7 厘米，体重增加 6.8 千克；女生平均身高增加 5.8 厘米，体重平均增长 4.2 千克。这一阶段，正是改革开放后，农村经济也随之迅猛发展的时期。

按理说，一种基因是不会在一两代的时间里就发生改变的，基因是决定的因素之一，但之所以身高能突飞猛进，是因为后天条件好了，基因虽然没有改变，但是它的表达充分了。

那么，到底是什么影响了基因的充分表达呢？在中医概念里，就是“肾”，通俗点儿讲，就是身体的总体能量。

老人都会不同程度地“肾虚”，而“肾虚”的人即便年纪尚轻，也会提前衰老。这就说明，中医说的“肾”，是生命的原动力，这个动力不足、能量不足，人就无法正常地生长、成熟，从进化角度上说，人就会出现衰退、“返祖”的现象。

所谓返祖，很多人以前听说过的“毛孩”，生下来浑身都是长长的毛，和猴子一样，包括面容也和猴子有几分相似，这种是进化意义上的返祖，在人群中的发生率非常低。事实上，听起来很神秘，甚至很可怕的返祖，存在于每个人的身体中，只是以疾病或衰老的形式表现出来，最典型的返祖就是癌症，就是细胞的退化。

比如白血病患者，为了确诊一般要取骨髓细胞，如果医生拿着骨髓细胞的检测报告，告诉你说，发现了“幼稚细胞”，问题就大了，很可能会确诊为白血病。再比如肝癌，被怀疑患肝癌的人会被医生要求查“甲胎蛋白”，如果这个指标发现是阳性的，确诊肝癌的可能性也就增加了。无论是“幼稚细胞”，还是“甲胎蛋白”，从名字上就能看出，都包含了没成熟、没长成的意思，是在胎儿时期才会有的，到了成年时，出现这个问题，就是身体上的“返祖”、衰退，而癌症就是返祖的结果。

再比如胃癌，很多是由“萎缩性胃炎”演变而来的，在演变过程中，经常有个“肠上皮化生”的词，让担心自己的胃炎癌变的人很敏感、紧张，因为这已经被认定是胃癌的“癌前病变”，从这里，会逐渐转变为癌症。从进化角度上说，肠道的上皮，比胃黏膜要低级，在胃这个相对高级的器官中，出现了低级的组织，就是一种“返祖”，不是好征兆。那么，为什么会出现这样的“返祖”，或者说癌变呢？一个简单的道理是，身体的能量不足了，细胞生长时需要的能量不足了，没有力气把这些该正常长大的细胞催熟，它们停留在幼稚阶段，逐渐变成癌症了。

对于美丽的容颜和身形来说，“肾虚”是同样重要的影响因素。比如前面说的，面部表情肌的老化，如果老化得早，面容的改变就来得早，因为表情肌相对来说，是最后进化完成的，也是最高级的，是进化到了人类才有的。越是这样的组织器官，越娇气，衰退越早。换句话说，保持它的生命力就越需要能量。因此，只要到了中医说的“肾虚”状态，身体的能量供应不足以维持，这种高级的部件就先衰退给你看，表情肌就是一个。除此而外，还有涉及到智力的额叶，也如此。可以想象，一个身体不好、年纪轻轻就精力不足的人，首先不可能看上去年轻，同时，也会因为思维能力下降、智力不支而出“昏着儿”。

很多名留史册的名人，后人在回忆他们时普遍有个评价，是智力和精力都超过常人的人。这种人可能一生都睡眠很少，但精力特别旺盛，而这明显的就是不“肾虚”，是他们成为伟人的保证。至于美人，一个病歪歪的女人是很难保住青春的。

这一点可以看看刘晓庆，58 岁的时候再次结婚，结婚前后仍旧能撑住一场音乐剧。作为一场音乐剧的主演，如果是“肾虚”，显然是不可能胜任的。她看上去比她的实际年龄年轻很多，这与她过旺的精力有直接关系。

## 受过伤的器官最先变老

是什么原因导致身体乃至细胞的能量不足，导致“肾虚”乃至“返祖”呢？原因有几个，首先是年龄。我们知道，癌症的发病一般都是年龄偏大之后，四五十岁之后，这个时候，人往往已经开始“肾虚”了。

一说到肾虚，很多人马上想到性功能出问题，这是对中医所说的“肾”的狭隘理解。的确，“肾虚”的人，性功能肯定不会强，而不强的也绝对不仅仅是性功能，因为中医说的“肾”，类似大树的根，是包括性功能、生殖功能在内的，所有脏器功能的基础、靠山。如果一棵大树的根受了伤，树叶、树干都要受影响，甚至会枯萎死亡。在临床上也是，一个肾虚严重的人，比如因为年迈，年过九十了，之前各个器官都很好，但最终死于“多器官衰竭”。一般人都会说，“没别的毛病，就是太老了”，这说的就是肾虚到了极点，各个器官都没有阳气可以振奋了。

反过来，任何一个脏器生病到严重时，也都会累及根部，都会出现“肾虚”，中医称之为“久病及肾”，就像把大树的叶子揪光了，把树皮剥光了，树都会死，树根也会干枯。你去看一个严重的心脏病患者，到晚期会出现严重的“肾虚”现象，比如水肿，呼吸急促，只呼不吸，特别怕冷。虽然是心脏病，但在中医里，肯定被诊断为“肾虚”，要通过补肾来救治心脏问题。

但是，并不是全身的器官都“同龄”，什么意思呢？有的人可能心脏很好，但是肝脏有问题，这样的人，50 岁时心脏可能还只有 40 岁，但肝脏已经 60 岁了。任何一个人都有不同的薄弱环节，那个薄弱环节是最先变老的，是最先耗尽能量的，也就是最先出现“返祖”的。

哪个器官会是最先老的那个呢？第一是之前受过伤的。

很多人都有类似的经验，比如，胳膊、腿上哪里受过伤，骨折或拉伤，这个地方就成了旧伤，即便治疗很及时，医生也告诉你痊愈了，但是，这之后，只要遇到刮风下雨，这个旧伤处都会疼痛、难受、发凉，包括手术时的刀口，在痊愈之后，在阴雨天会一直痒，总之都是不舒服。

为什么旧伤的地方总会不安生？就是因为伤口出现之后，身体要集中力量，或者说用能量去修复，在修复的过程中，这个地方的能量就不足，甚至消耗干净了。大家知道，只有能量在，才能保证正常的体温，才能不感到冷。我们饿的时候总觉得怕冷，吃饭之后就会发热甚至出汗，都是因为能量的原因。这个伤口的修复过程消耗了能量，导致了能量的不足，所以那里总是怕冷，甚至遇冷加重，这个地方就比其他正常的地方老了几岁甚至十几岁。既然这样，前面说的癌症容易在“肾虚”的时候、年龄大的时候发生的规律，在这里也能体现出来。很多骨癌患者回忆说，自己长骨癌的地方，年轻的时候受过严重的伤，或者很厉害地磕伤过，就是这个原因。

内脏的问题也同理，如果一个人从年轻的时候就是慢性胃炎，就经常有咳嗽、气管炎的问题，或者常年腹泻，有慢性肠炎的历史，这些部位都可能是他们癌症高发的地方，很多老胃病、老慢支（慢性支气管炎），最后死于胃癌、肺癌。因为这些部位一直有炎症，身体一直在修复炎症的损伤，能量也就一直在消耗，消耗到最后，那里的细胞已经没有了成长发育为正常细胞的能力，只能长成“幼稚细胞”，“返祖”了。

从细胞学上说，癌症就是细胞的“返祖”，在机理上，与进化不足导致的容貌不美是一样的，为了避免它们的发生，就要通过中医的“补肾”来增加身体的正能量，来抑制“返祖”的出现，无论是容貌上的还是身体里的，特别是当你的身体里确实有旧伤，有痼疾存在的时候。

## 什么导致身体的“纪检委”失职

研究发现，很多人的体内都存在癌细胞，甚至肿瘤，但这些人未必死于癌症，为什么？就是因为人体有清除异己的能力，控制着癌细胞不能形成“燎原之火”。这个能力在西医里称为免疫功能，在中医里就是“脾气”主管。

我以前举过一个例子，是韩流明星裴勇俊，他因为拍摄韩国风光的写真集而过劳，暴瘦20斤，等写真集拍摄完成他就因为“败血症”病倒了。败血症就是细菌感染没及时控制导致的全身的血液被细菌污染侵袭了，过去只在医疗条件不好、经济极不发达的地区才会发生，比如，抗日战争时期的白求恩，因为手在手术中被扎破，感染没能控制而蔓延。

身为韩流明星，无论医疗条件、经济条件都是旁人不能企及的，怎么还罹患败血症？就是他自己身体的问题，是他的“脾气”清除异己的功能不给力了，才致使一个普通的细菌感染闹大了。

为什么裴勇俊的“脾气”会虚？和之前的暴瘦有关，因为脾主肌肉，暴瘦反过来也是克伐脾气的，很多迅速减肥的人，减肥之后身体都出了问题，甚至引发致命的疾病，原因也在于此，就是因为暴瘦反过来克伐“脾气”了，人的免疫功能突然降低。中医对脾气有个职称的形容：“谏议之官”，这个官是古代皇帝身边专门负责提意见，起监督作用的，类似身体里的“审计署”“纪检委”。

除了这种人为的伤脾之外，脾虚还可以是因为“肾虚”所致。因为肾是生命之根，“肾虚”的时候，包括“脾”在内的所有脏器，都很难不虚，所以脾的“谏议”功能也随“肾虚”而失职，而这就是癌症或严重的感染性疾病，在上了年纪，或者说“肾虚”之人身上更高发的原因。

像这种恶性减肥，或者虽然不是减肥，但在一段时间里，因为一个项目，或者什么事情，体力短时间内大量透支，也不会仅仅局限在脾气虚，肯定是要导致“肾虚”的。所以很多人减肥之后，或者因为劳累过度消耗之后，虽然体重下去了，但觉得自己比以前老了，其实这不仅仅是因为脂肪减少、皮肤不够丰满导致的皱纹之故，也是人为地将“肾虚”提前了。

## 精神压抑是对身体最大的消耗

现在古玩鉴定很受关注，很多电视频道都有类似的节目，专家在鉴定的时候经常说，一个太平盛世的时代，连画工手下的龙都是眉飞色舞的，鸟呀、兽呀也都有精神，看着就喜兴。相反，一个败落的世道，这些画中的人物和花鸟都会带上一种颓废。

曾经看过一幅画，是老北京民国时的场景，画中有人有狗，但除了那条狗，画中所有的人都是驼着背、弯着腰，一脸苦相，萎靡不振，一点儿生机都没有……艺术向来来源于生活，可以想象，当时的画家并不是想丑化当时的社会，但是这种苦相遍地都是，他都熟视无睹地不觉得是苦相了，甚至觉得这就是生活本身，所以才会逼真地画下来。可见，后天的因素对人的身心影响有多大！

上海中医药大学的何裕民教授，出了一本书，名字很有意思：《好女人，别让癌症盯上你》。这是他多年肿瘤临床得出的经验，他发现，越是那种品性好的女人，往往越容易罹患癌症。为什么癌症和人好不好还有关系？因为好品性在一定程度上，都是压抑，甚至委屈自己的个性，就算被别人错怪了，最多也是自己郁闷，绝对不会和人家争辩，不会和别人说“不”。而且这类人都喜欢追求完美，工作上绝对不能让领导挑出毛病，让同事不满意；生活中，要绝对整洁、干净，甚至很多人还有洁癖……凡此种种，足以构成一个毫不利己、专门利人的“好女人”典范，而就是这些品性，压制了她最自然的性情，而这种压制是对身体能量最大的消耗，癌症则是这种消耗的极端结果。

二三十年前，很少有人知道“身心疾病”这个概念，说起来举例一般都是特殊工作者，比如司机、飞行员等，因为他们的工作总处于紧张中，所以是胃溃疡、高血压等疾病的高发人群。这些病在当时就叫作“身心疾病”，是心理因素导致的身体疾病。现在发现，除了一些遗传性疾病、一些外伤，很多慢性病其实都和心理关系密切，估计 80% 的疾病都可以归为“身心疾病”。所以，我们现在一说到生病，就说与现代人的生活节奏加快、生活压力过高有关，很多病是“压”出来的，这句话在何裕民教授的书中多次提到，因为他治疗过的很多癌症患者，就是被压出来的“好女人”，被压出来的癌症。

其实，这一点，在中国文化中早就意识到了。我们可以看看“病”字，这个字的下面是个“丙”字，之所以把“丙”，而不是“甲”或“乙”放在病字下面，就是因为在天干地支的对应中，“丙”对应的是“心”，也就是说，古人在造字的时候就已经明白，人之所以生病，和心理、心情脱不了干系。

这一点可以看看那些出家人。有好事者做过统计，他们也像对正常人一样给这些出家人做了体检，结果发现，这些风餐露宿的“苦行僧”的很多关键身体指标是不合格的，如果换成俗人，必须吃药控制或补充营养，但是，这些出家人就是带着这样的破败之身却寿命远远高于平常人。那些载入史册的长寿者，一般都是这些人，包括他们的长相，也多是慈眉善目的泰然、淡定。为什么？出家人与常人的区别是什么？就是前者清心寡欲、无欲无求，不像世人一样，为名利、地位、生活的富足与否着急上火。他们的心很静，“病”字下面那个“心”没有了，病也就不复存在了。

这样的例子有很多，包括一些癌症患者。有人做过统计，有些癌症患者在患癌之后又罹患了精神病，精神分裂了，这本来是雪上加霜的事，一段时间之后，这些精神分裂的癌症患者被家人带去医院检查，医生吃惊地发现，他们身上的癌症居然在没有经过特殊治疗的时候消失了。而那些和他们同时诊断为癌症，但精神正常，为了治疗癌症采取了各种手段的人，都因为过度治疗或癌症本身，已经去世了。为什么会有如此的结果？原因与上面一样，精神分裂者从精神分裂、人格改变开始，他们那个“心”就没了，也再没了常人都有的欲望、念想，“病”字下面的那个“心”也消失了，才使他们得以意外地战胜癌症。

凡此种种都说明一点，心理、精神直接影响健康，而这种影响就是对能量的消耗。

# 阴虚比阳虚更严重

任何疾病，如果到了伤阴这一步，就比较严重了。中医有个经验，如果这个人病重到了阳虚的阶段，虽然严重，但是相对好治，因为病情单纯，通过补阳药物就可以缓解。比如，一个患严重肺病到晚期的人，可能出现心脏功能衰竭，不能平卧，只能终日坐在床上，躺下就喘不上气，舌质淡白，怕冷，一点儿力气都没有，医院已经下了“病危通知书”。这种情况在西医没进入中国时，就是靠中医抢救的。中医有个名方，叫“黑锡丹”，药里用到了附子、肉桂，甚至硫黄。这是中医治疗肾阳虚到极致时才用到的大热药，当初很多患者就是通过这个药起死回生的。

但是，如果这个人不仅不怕冷，反而怕热，甚至烦躁，睡不着，舌质也是红的，虽然虚，但是人很亢奋，这就是阴虚。虽然看上去比阳虚的人要有精神，甚至还能折腾。但这种情况治起来反倒更困难，因为与阳虚相比，阴虚是身体消耗到更严重的时候才出现的。

为什么阴虚的人消耗多？为什么阴虚比阳虚更严重？其中原因很复杂，简单而通俗的解释之一是阴虚的人偏瘦，而偏瘦的人，体表面积是相对大的，散热就会加快。

人要活着，就要保证体温恒定，遇到散热快的情况时，唯一的办法就是加快代谢，以产生足够维持体温的能量。代谢加快了，消耗也就多了，生命燃料很快就用完了。这也是为什么阴虚的人偏瘦，疾病到了阴虚状态时，往往是身体消耗最严重的原因。

而在阴虚的成因中，心情压抑、精神不舒畅是最常见的，虽然它们不至于马上置人于死地，却在不知不觉中影响着健康，甚至使人减寿。

中医诊断中有个名词，叫“相火妄动”，很多人一听就觉得不好意思，要牵扯到隐私，因为这个诊断多见于年轻人刚结婚，突然出现性功能障碍的问题时。很多人觉得自己性能力不行，是肾虚了，到处吃补肾药，结果越补越严重。去看医生，发现舌头很红，人也很瘦，医生告诉他，治反了，不是虚，而是有火，是“相火妄动”。

“相火”是什么？简单一点儿说，就是不该动的心思动得太多了，不该想的事情想得太多了。

这个观点是金元四大家之一的名医朱丹溪提出的。他发现，很多病其实都是“相火妄动”造成的，换句话说就是心理因素造成的。因此，他还得出另一个结论，人体是“阳常有余，阴常不足”的，意思是，人体的阴是很容易虚的，就是因为人是一种有思想，甚至会过分思想的动物。

人活在世，欲念很多，而且会随着社会的进步而增加更多欲念，“相火”因此就更容易妄动了。一妄动就伤阴，所谓“人之情欲，多有妄动，动则俱能起火，火盛致伤元气，即谓元气之贼”。从这几句话中可以明白，这种“相火”，是可以盗窃、消耗正常的生命元气的，不是好东西。而这，恰恰是人活在世不能免俗之处。越是心思重的人，这种“相火”越重，对自己的消耗也就越大。所谓“心宽体胖”，形容的是一种健康的甚至长寿的状态。心宽的人相火不会妄动，因此不伤阴，人也不会因为消耗而消瘦、早夭。

我们看很多过去的故事、电影，里面的女主角最初就是因为心里不痛快，郁闷久了发不出去，就成了郁火，这个女人就逐渐出现消瘦，消瘦又反过来影响到月经，这就成了恶性循环，最终因为阴伤而亡，林黛玉就是这样的典型。

中医有个经验："肥人多气虚，瘦人多阴虚"。身体消瘦的人，一般多是阴虚，除了消瘦，看上去也好像缺水一样的发干，嘴唇舌质都偏红，看上去好像有"火"的感觉。这种火是"虚火"，可以是大病消耗的结果，但更多时候，这种"火"是"心火"，或者说因为心情不好引起的。可以看看那些神经质的人、长期失眠的人，经常会是消瘦的，他们的神经质本身，就是暗耗身体的"火"。

## 别让生命的火苗烧得太旺

"东方卫视"的一个选秀节目中，有个从加拿大赶回来参赛的歌手，后来胜出了。他的父母最初很反对他做这件事，他在加拿大读的是排名第二的名牌大学，而且学的是最好找工作、最赚钱的电脑专业。但他偏偏想做歌手，而且为了参赛，日子过得很苦，最后能出落成什么也不得而知。主持人问他后悔不后悔，他很坚定地回答“不后悔”，因为在做自己喜欢做的事，因为喜欢，心情特好，生活中的艰难一点儿都感觉不到。但换回来，如果他学电脑，成为电脑工程师，可能收入可观，但他不喜欢，他会觉得生活没意思，处处都是不顺心的事……

之前，央视随即采访过很多民众，问他们“什么是幸福”，回答各种各样，有“买了房子就幸福了”，有“身体好就幸福了”。细想起来，其实，不论什么样的梦想，只要满足了自己的欲望，就是幸福的。这个歌手之所以以苦为乐，觉得幸福，就是因为他的欲望满足了。

幸福和欲望有关，健康也和欲望有关，所以，欲望该什么样，该多大，至关重要。很多人之所以郁郁寡欢，一辈子不痛快，外界条件是一回事，更重要的是他们的欲望始终定得不合理，为达到这个欲望而消耗自己，最后等于是被欲望折磨死的。所以有句话，“人为财死，鸟为食亡”，归根结底都是欲望所致。

我多次强调一个公式：欲望－实力＝上火——这是陈小野教授最先给出的。欲望要是设定错了，远远超过自己的实力，换了谁都会上火，欲望超出实力越多，上火的程度也就越大。比如说，一个刚毕业的大学生，刚工作就盯住了总经理的位置，这么高的欲望肯定实现不了，但是他不觉得这是自己目标和实力不相符，还在努力着，这个过程肯定要上火。

如果一个人的一生都在为错误的欲望或过高的要求而忙碌、克己，首先，他不可能是个幸福的人，其次，他的生活过程本身就是个伤身的过程，消耗健康、缩短寿命的过程，等于是在没有加油、添柴的基础上，不断地拨亮生命的火苗，“不待扬鞭自奋蹄”，看似可以暂时地亮起来，甚至比旁人的要亮，但肯定以缩短燃烧时间为代价。这就是中医说的“壮火食气”，过旺的欲望之火是要消耗元气的。

广西巴马是个长寿村，那里有很多百岁老人，为此，这个地方已经成了养生者的“朝圣地”，他们觉得那里的空气好，水没污染，是长寿的关键，所以很多人移居到那里。事实上，那里之所以长寿者多，是因为之前相对闭塞，人们的见识不广，信息也不发达，所以没有更多想法和欲望，可以清心寡欲地平静生活，不会像大城市的人那样，那么容易“上火”，他们的生命之火缓缓地燃烧着，这才是他们长寿的关键。

即便不去巴马，任何地方、任何城市也都有长寿者，他们和其他人呼吸着一样的空气，喝着同样的水，甚至在生活上没有特殊的讲究。唯一不同的就是，这类人多是性情平和之人，或者本身就是平头百姓，安于庸碌、平常，或者是学养高深，早就参透人生，总之都没有什么非实现不可的愿望，过得很松弛，他们的生命之火因为没有过度的消耗而得以燃烧更久。

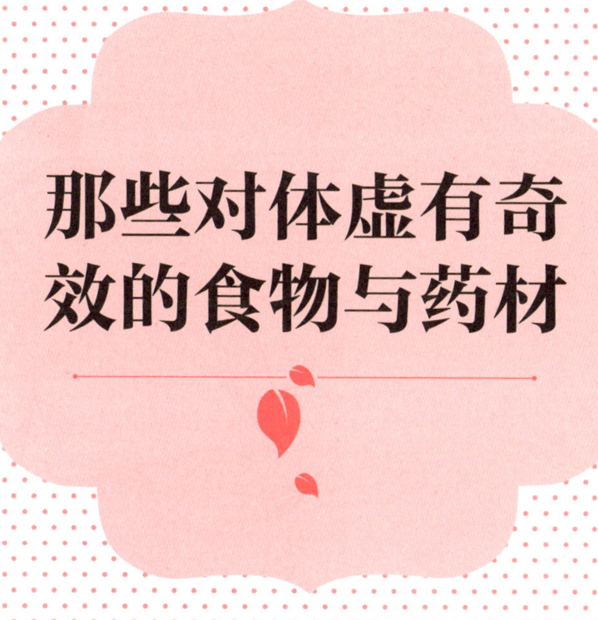

# 那些对体虚有奇效的食物与药材



体虚主要是因为各种因素导致对生命的耗竭，从脾虚到肾虚，它们分别以不同的病态表现在样貌上。

生命犹如一支蜡烛，蜡烛燃烧的时间长短，决定着寿命的长短，在当下这个竞争激烈、生活压力大的社会，我们的生命之烛，远比我们的先辈燃烧得要快。中医、中药所能做的，要么是减慢蜡烛的燃烧速度，这就是去虚火；要么是增加蜡烛的体量，这就是补肾。能作为保养品融入生活的，大多是后者。

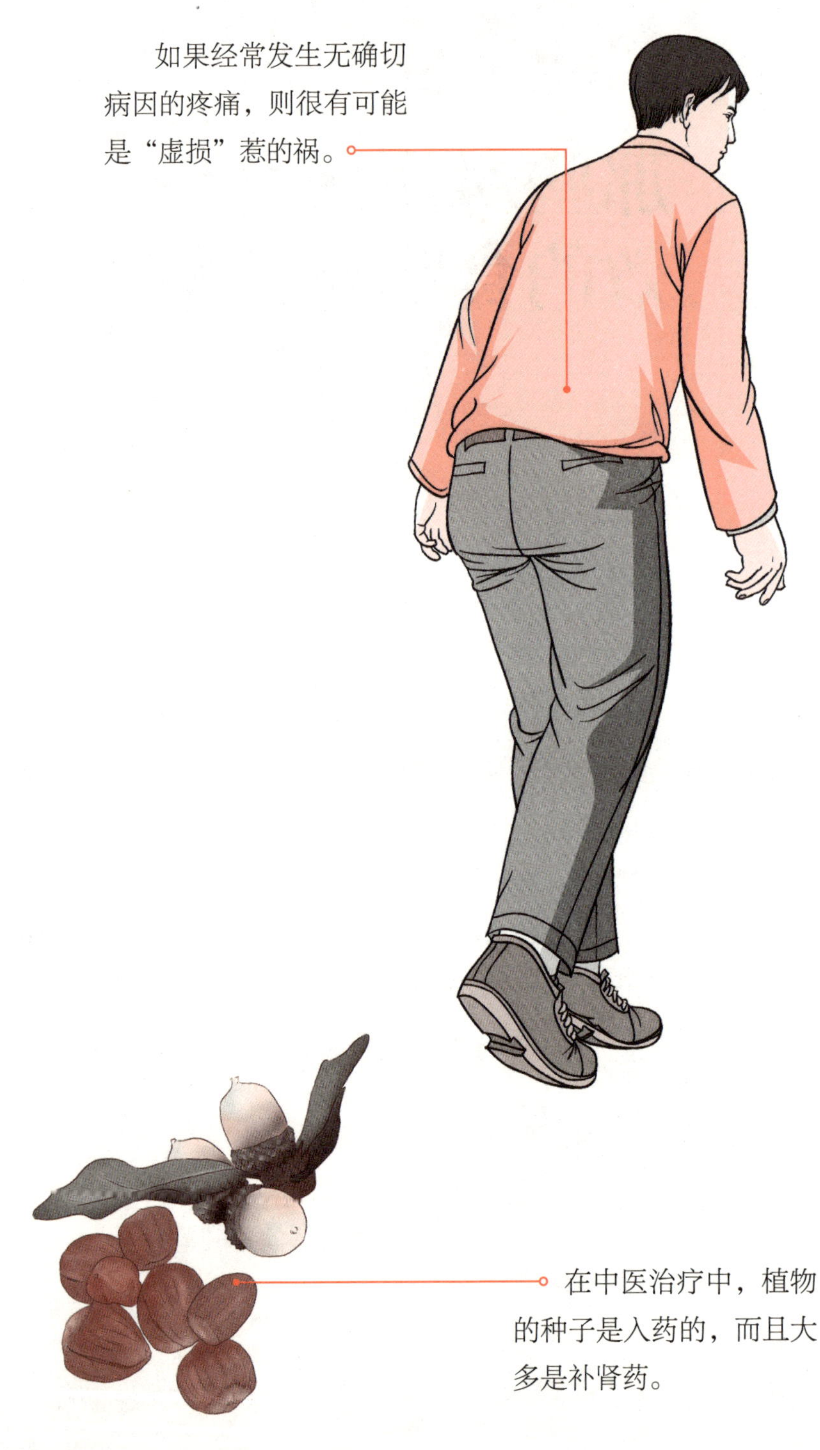
如果经常发生无确切病因的疼痛，则很有可能是“虚损”惹的祸。
在中医治疗中，植物的种子是入药的，而且大多是补肾药。

# “中华九大仙草”中的补肾药

唐代开元年间的《道藏》，把石斛、雪莲、人参、何首乌、茯苓、肉苁蓉、灵芝、珍珠、冬虫夏草称为“中华九大仙草”，可见这些药物的效验和价值远在同类药物之上。其中有三味药是经典的补肾药，可以很好地治疗大脑的退化，无论是因为自然衰老还是疾病的消耗。这三味药就是石斛、何首乌、肉苁蓉。

石斛我们在后面详述，这里主要说何首乌和肉苁蓉。

关于何首乌的效果，人们一般是从它的乌发作用了解的，对此，《本草求真》中说：“首乌苦涩微温，阴不甚滞，阳不甚燥，得天地中和之气。熟地、首乌，虽俱补阴，然地黄……则专入肾而滋天一之真水矣，其兼补肝肾者。首乌……入通于肝，为阴中之阳药，故专入肝经以为益血祛风之用，其兼补肾者，亦因补肝而兼及也，……调补后天营血之需，以为常服，长养精神，却病调元之饵，……况补血之中，尚有化阳之力，岂若地黄功专滋水。”

很显然，历代医家对何首乌补肾的功效给予了很大的肯定，认定作用在同样是补肾的地黄之上，而且是可以长期服用的药物甚至食物，所以也称之为“饵”。事实也如此，何首乌不温不燥的和缓之性，确实适合缓慢地补养肾精肝血，坊间用何首乌做药膳更是多见。其中有道很家常的药膳：何首乌鸡蛋，类似我们吃的卤蛋，只是卤蛋的汤汁不是酱油卤汁，而是何首乌煎液。

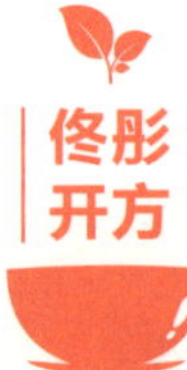


### 何首乌鸡蛋

**材料**：何首乌 100 克，鸡蛋 4 个，食盐、味精、猪油各适量。

**做法**：先将何首乌洗净，和鸡蛋一起放入锅内，加适量水，烧沸，文火熬至蛋熟。将蛋取出用清水泡一下，将蛋壳剥去，再放入汤汁中，加少许猪油继续煮，至汤汁尽量被鸡蛋吸收光，之后加少许食盐、味精后盖上盖子，焖到汤汁变凉就可以吃了。因为鸡蛋已经吸收了何首乌的煎液，成了一个有补肾作用的鸡蛋，每天吃一个即可。

大家知道，何首乌最擅长治疗的是须发早白等未老先衰的症状，和这种情况一并出现的还有其他虚损症状，包括因为阴虚、血虚导致的便秘，何首乌鸡蛋也能一并照顾到。因为何首乌的作用和缓，要想起效，首先要坚持，而且前面说了，补肾的最佳年龄是25岁左右，虽然不必提早到那个时候，但是，至少要赶到第一缕白发出现时，甚至提前一点儿，因为一旦肾虚到已经使头发、体态都发生了变化，再补起来难度就大了。

值得一提的是，何首乌虽然被历代医家推崇，但何首乌有“生首乌”和“制首乌”之分。之前曾经有报道说，一个年过40的女性，发现自己头发白了，想到吃何首乌能乌发，于是就到草药摊儿上买了何首乌回家泡水，结果愣是把肝喝坏了，导致肝衰竭，需要换肝。这个报道显然有损何首乌的千古英名，事实上，不是何首乌的错，而是她吃错了。

关于何首乌的毒性一直就有报道，但仅限于“生首乌”，没有经过炮制的何首乌，确实对一些人的肝脏有损害，而能乌发的何首乌都是“制首乌”，通过合理炮制，减少了何首乌的毒性。这个一心想乌发的女性显然不了解这一点，更多人可能更不了解的是，中药处方里，如果只写药物的名字，比如“首乌”，一般都是指“制首乌”，都是指炮制过的，如果医生特别强调某味药是生的，不要炮制的，一般要特意加上“生”字。比如白术，一般的白术都有健脾作用，但是“生白术”在健脾的同时还有通便的效果，所以开给脾虚便秘者的药方上，一般写的都是“生白术”，如果不特别标出，药店或药房肯定是给你拿炮制过的，这是药房里不成文的规矩。可能那个吃何首乌的女性只看到药方上的“首乌”二字，不知道还有生与制的讲究，所以才出现了误服。

肉苁蓉的价格现在是越来越贵，人们越来越多地发现这个号称“沙漠人参”的补肾药的好处。关于它，《类证本草》中说：“补精败，面黑，劳伤。用苁蓉四两，水煮令烂。薄切细研，精羊肉分为四度，五味，以米煮粥，空心服之。”这里面的“面黑”，是“精败”所致，所谓“精败”，就是“肾精虚”了的意思，肾精虚之后，不仅面色逐渐变暗、变黑，头

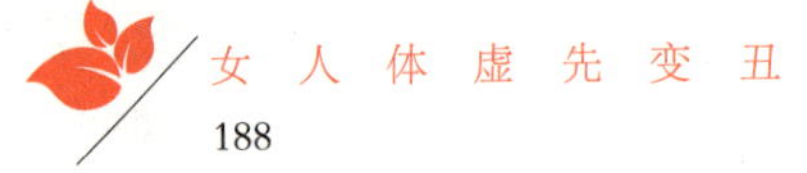


发变白是肯定的了，总之呈现整个身体的老化，是衰老到最后一环的情形，肉苁蓉是可以抑制这种老化的。《类证本草》虽然是本药书，却记载了肉苁蓉的药膳吃法，这说明两个问题，首先，肉苁蓉补肾的性质平和，否则不可以入膳；其次，补肾是需要每天积累的，所以适合贯穿在每天的生活中，而这，也是我们想借助食物来养生的总则。

具体的做法很简单，一种是与羊肉一起炖，和我们平时炖羊肉放姜一样，将肉苁蓉和羊肉一起下锅，炖到羊肉熟了，药性也全部渗出了，吃肉喝汤的同时就有了补肾的效果。还有一种更家常，就是用肉苁蓉熬粥，可以直接与米一起煮，也可以先煎出药汁来，用药汁熬粥，这样口感好些。对于老年人，肉苁蓉粥更合适，因为粥的吸收是很节约脾气的，所以粥本身就有健脾效果，这样也便于肉苁蓉的吸收。

和何首乌一样，肉苁蓉对肾虚的老年人还有一个好处，就是可以通便，只是它的通便作用是通过温阳实现的，所以是补着通，不像大黄那样泻着通，因此既没有对泻药的依赖问题，也不会因为通便而伤及正气。

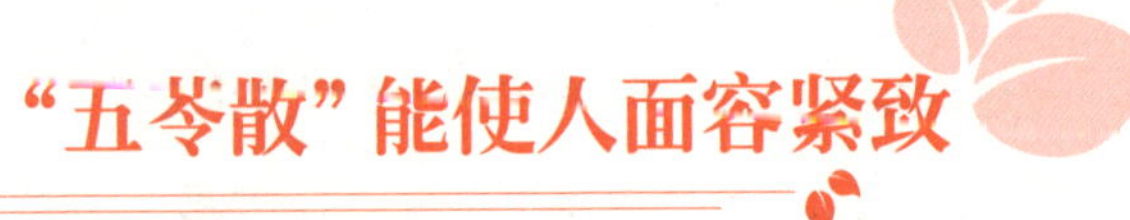

## “五苓散”能使人面容紧致

在表情肌衰退之前或同时，面部还会出现另一种变化，就是不紧致。所以巩俐最早为一款化妆品做的广告中，第一次提到了“提拉紧致”的概念。这个概念打动了很多三四十岁的女性，因为她们发现，自己的脸上虽然没有明显的皱纹，但变得胖胖涨涨的，照样能看出年龄，甚至使自己“超龄”。这种看上去像肿了一样的“面部积水”是什么造成的？和表情肌的衰退一样，也是因为肾气虚，那些进入人体的水因为肾气虚不能蒸化为身体所用，停留在面容上，就是胖胖涨涨，停留在身体里就是臃肿。

人体的70%都是水，所以，人体可以暂时缺少食物，但绝对不能缺水。但是，并不是水多就好，而且这个水一定是能为身体所用的。就像自然界一样，有时候一个常年干旱的地方突然发了洪水，人们觉得，这下好了，再也不缺水了。但事实绝非如此，洪水对他们照样是天灾，因为洪水不能为土地所吸收利用。什么地方植被茂盛？一定不是发洪水的地方，而是雨水丰沛，但同时可以蒸发为水蒸气的地方。就像人体一样，喝进去的水要能为身体所用，才能化为中医说的“精微物质”，否则就似乎“痰”是“湿”，是“水饮内停”。这种看上去胖胖涨涨的面容就是因为火力不足，不足以蒸发停留在脸上的“湿”，所以，它和表情肌的衰退一样，都是“肾虚”惹的祸。

早在约1800年前，医圣张仲景就发现了这个规律，所以他创制了“五苓散”这个药，但不是用来治疗面容不紧致的，而是用来利尿的。这个看似差之千里的病症其实机理是一样的，都是因为火力不足，水液不能利用，只不过有的人表现为小便多，喝了水也不解渴，喝了水就要去上厕所；有的人表现在“面部积水”。其实，很多时候，这两种情况会出现在同一个人身上，特别是平时手脚总是冰凉，特别怕冷的女性，她们不仅有喝了就尿的尴尬，还有面容提前变老的苦闷，而这些都可以通过补肾气来解决，就像这个非常便宜的“五苓散”。

“五苓散”里面就五味药：白术、茯苓、猪苓、泽泻、桂枝。前四味主要是健脾利尿的，让该通过尿液代谢的水尿出去；最后的桂枝是入肾经、补肾的，也是这个药方里药性最热的一个，它的作用就是蒸发那些喝进去的水，使它们气化为可以为身体利用的“精微物质”，不会像沼泽甚至“堰塞湖”一样停留在脸上、身上。

《黄帝内经》中说，女子“五七阳明脉衰，面始焦，发始堕”，意思是，女性从35岁开始，阳明脉，就是脾经的经气开始不足了，随之而来的就是面容的改变。

之前书中重点强调的一点就是，我们常说的“脾虚”和“肾虚”，其实不是分指脾脏和肾脏的虚损这一点，而是形容不同的虚损程度。这在《黄帝内经》的这段话上也得到了证实，五七三十五岁的时候，虚的是脾气，到了七七四十九岁，“太冲脉衰少，天癸竭，地道不通，故形坏而无子也”，到了七七四十九岁的时候，虚的就是肾气了，所以，脾气和肾气的虚衰是递进关系。

因此，对于面容老化的问题，第一道防线就是健脾，更进一层的就是补肾。在“五苓散”中，既有健脾的白术、茯苓，又有助阳化气的桂枝，所以，它作为女性面容紧致的药物非常合理，而其中的桂枝，还有遏制表情肌衰退的价值，因为这是从补肾的角度，抑制身体组织老化。

因为五苓散的组方简单，它的中成药也很便宜，所以很多药厂不生产，如果药店里买不到，可以按下面这个方子的组成比例买药自己煎汤。

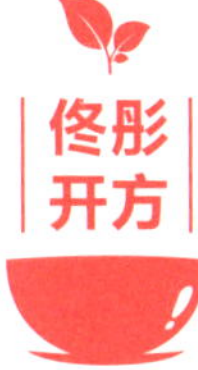


五苓散

**材料：** 白术、猪苓、茯苓各9克，泽泻15克，桂枝6克。

**做法：** 将上述药材一同煎煮，取汁服用。

注意，服用这个药之前要对着镜子看看自己的舌头，如果是舌质很红，就不适合，因为舌质红是有热象的表现，而这个药针对的是没有热象，气虚、阳虚明显的，所以，最适合舌质颜色偏淡的人。

## 石斛帮梅兰芳驻颜和亮嗓

从耳朵与肾精、肾阴关系的角度来看，中国人说“大耳朵有福”“大耳朵长寿”，是有一定道理的。至少在耳朵丰满充盈的时候，肾气是旺盛的，肾精没有被消耗，能量是充足的。如果一个人总是保持这种状况，肾气就始终旺盛，供给生命的能量充足，自然没有了疾病和夭折之忧，自然会长寿。

《本草纲目》之类的经典中，记载一个上品的药物时，常有这样的描述：使人“肥白不老”。“肥白”和“不老”联系在一起，说明“肥白”是被古代医生肯定的一种健康状态。这个“肥”不是现在我们说的肥胖，而是区别于干瘦，是形容健康的人，应该是白皙丰满的意思。而白皙丰满的对立面，就是黑瘦，而黑瘦的人多是阴虚的，多是身体因为病理性消耗造成的。

古书中记载过使人肥白的方子，有“肥白方”“治瘦方”两个。前者是黄豆芽和猪油，后者是牛骨髓和地黄蜂蜜，都有动物脂肪，无非是想直接给身体补充脂肪。在物质不甚丰富的过去，黑瘦之人因为热量摄取不足者占很大比例。现在不同了，导致黑瘦的原因不是没得吃，而是因为过度的代谢、消耗，所以，在补充热量、营养的同时，还要压制过旺的虚火。否则，暂且不说吃进去的热量能否被吸收，就算吸收了，如果虚火不降，还会被消耗成一个黑瘦子的。从这个角度上说，能使人“肥白”的药物，应该多是能补肾阴的。

最常用的补肾阴药物包括首乌、熟地黄、山药、鹿角胶、龟甲、五味子、黄精、墨旱莲、女贞子、石斛、玉竹、山茱萸、枸杞子。能清虚火，减少病理消耗的有知母、黄柏、丹皮。在没有明显虚火的情况下，可以单独服用补肾阴药物，只要肾阴不虚，虚火也就无从生起。据说，梅兰芳先生之所以保持了美貌和嗓音，就是因为他有常年服用石斛的习惯。

石斛是补肾良药，其中的“铁皮石斛”最为“上品”。在民间，人们将新鲜的“铁皮石斛”原汁喂入身体极度虚弱的重危患者口中，可使其慢慢复苏。因此，“铁皮石斛”也有“救命仙草”的美誉。唐开元年间的道家经典《道藏》曾把“铁皮石斛”列为“中华九大仙草”之首。唐宋以来的历代皇帝都把“铁皮石斛”列为贡品。据说，梅兰芳先生每天都用“铁皮石斛”煎汤代茶饮，后世的研究者认为，他能常年保持阴柔白皙的容颜和清亮的嗓音，“铁皮石斛”功不可没。

这确实有道理，石斛是补肾阴的药物，同时性质微寒，所以在补阴的同时还有轻微的抑火作用。因为阴虚之人总是难免有微微的虚火，这种人不仅干瘦，而且总觉得口渴，喝水也不解渴，这是因为胃阴虚，虚火浮越导致的，正好可以借助石斛的养阴生津作用来抑火。

梅兰芳大师当时的身心消耗不同于常人，这种消耗最后都会累及肾阴、肾精，通俗点说，就是对身体基础构成最根本的消耗，无论面容还是嗓音都会在劫难逃。劳心劳力的人肯定先衰老，这是铁律。所以梅大师求助于石斛，而且是品质最好的“铁皮石斛”，对不能避免的消耗做了最好的弥补。

服用石斛有很多方式，一般情况下，每天 10 克，最好是水煎一下放在保温杯中，不断地续水饮用。如果是“铁皮石斛”，就要先拍碎，然后煎至少 30 分钟。如果是和鸭、鸡一起炖汤，最好炖一两小时，这样才能利于药力的渗出。

# 植物的种子是好东西

中医一般将不孕都归结为虚损，无论是因为年龄增长的自然虚损，还是营养不足导致的虚损，都是虚到一定程度才会导致不孕。因此，治疗上也要用上补益效果最给力的“血肉有情之品”，如紫河车、阿胶、鹿角胶，总之，都是动物性的药物和食物。

《本草纲目》描述这类药物时说“实得先天之气，显然非他金石草木之类所比，其滋补之功极重，久服耳聪目明，须发乌黑，延年益寿”。这种滋补之功极重的药物，针对的症状是虚损、羸瘦，这两个词清晰地描述了一个因为虚损而不孕的女性形象，这么孱弱、贫瘠的土地怎么可能孕育新的生命？只有使土地肥沃起来才行，而从根本上使土地肥沃的最有利药物，就是补肾药，而且是补肾阴的。

过去的广东人喜欢给小孩子吃紫河车，就是健康产妇的胎盘。特别是一些出生时体重很轻、体质很差的孩子，将胎盘烘焙后磨成粉吃，效果非常好。因为先天不足和后天衰老是同一个道理，前者是还没有发育成熟，后者是衰退到了幼稚状态，都是虚损状态，都适合通过补肾来强壮。

但这种“血肉有情之品”肯定不是广泛应用，在中国这么个偏于素食的国家，漫长的历史中，人们怎么获得赖以生存乃至繁衍的欧米伽3多不饱和脂肪酸呢？靠什么补肾？凭借的就是植物的种子。中国人结婚时的习俗中，要用到各种种子，以“枣、栗子”寓意“早立子”，用花生寓意男孩、女孩都有。在中医治疗中，种子也是入药的，而且大多是补肾药，最典型的是“五子衍宗丸”。

五子衍宗丸是由枸杞子、菟丝子、覆盆子、五味子、车前子五种种子组成，专门用在由于肾虚所致的阳痿、遗精、早泄、腰酸无力、尿后余沥甚至遗尿。这一系列症状都是因为身体不能很好控制，将不该排泄或遗漏的物质遗漏出去。按照发育规律，这样的遗漏只有在孩子阶段，发育不成熟时才会出现，到了成年，反倒出现了这种现象，唯一的解释就是往虚性衰退了。都必须通过补虚来缓解。五子衍宗丸因此被很多医家推荐为很平和的补肾药，因为这五种种子药性和缓，所以对于刚刚出现肾虚症状的人非常合适。很多人三四十岁就有类似情况了，可能更多的是女性，她们的问题是小便多，年纪轻轻就经常腰酸、怕冷，未老先衰的现象很突出，这个药就非常合适，通过补肾的办法使身体的固摄能力恢复。

中医在治疗不孕及健脑时用到的种子类药物，从能量上分析是合理的，因为植物的种子都是能量最集中的地方，因为以后要靠这么一个小小的种子发育成一个生命，所以，种子药等于在给身体补充能量。另一个合理之处是，对于相对素食的中国人来说，种子是欧米伽3多不饱和脂肪酸最主要的来源，中医在“黑箱”中摸索出的经验，与现代营养学正好契合了。

现代营养学就提倡，早餐时要有一小把坚果。所谓坚果，其实就是植物的种子，可以是核桃、榛子、杏仁，它们不仅能给大脑提供能量，而且还能保证足够的优质必需脂肪酸。

所谓“一小把”，就是你自己用手攥一把坚果，是带皮的，能攥多少，你一天就适合吃多少。之所以有这个要求，是因为坚果类含油脂很高，多吃存在热量过剩、导致发胖的问题，一小把的量既补充了营养，又不至于过食。

## “张熟地”与“生地龙骨汤”

中国医学历史上，以药物为医生命名或起外号的不多，可以数得着的有善用熟地的张景岳和近代善用石膏的孔伯华，分别被称为“张熟地”和“孔石膏”。

张景岳是明朝名医，温补学派的代表人物，注重补肾，善用熟地是他的学术特点。之所以注重补肾，和张景岳的经历有很大关系。张家祖上以军功起家，世袭绍兴卫指挥使，“食禄千户”，家境富裕。张景岳13岁随父到京，从师名医，得以广游豪门，结交贵族。贵族非庶民可比拟的精神消耗，显然是他们肾虚的重要原因，“熟地”这种相对平和的补肾药就成了张景岳手中的常用药。

有一次，张景岳到一个农村，发现当地的人因为饥荒没得吃，纷纷挖土茯苓为食，结果惨死无数。张见到此况，马上把随身带的熟地分给众人，让大家煮熟后充饥，并告诉农民，可以到山上挖了生地蒸晒成熟地之后充饥，结果这一带的人因此得以活命。

土茯苓不是茯苓，后者有健脾作用，而土茯苓更多地用于利尿和解毒，不能久服，特别是阴虚的人，如果过食要加剧虚损。用土茯苓充饥就等于用药物消耗肾阴，吃得越多，消耗就越多，所以过食者可以毙命。如果说，贵族的肾虚是因为挥霍太过，人体的这个火苗烧得太旺、太快而导致的，那么吃土茯苓的农民就是在给生命之火泼了一盆冷水，自然也要提前熄灭。在这两种情形下用熟地，都是给生命之火“加油”，帮助生命延续。

广东人一直有煲“熟地龙骨汤”养生的食疗习俗。这道汤多在夏天喝，用当地人的话说，能下火还能补虚。他们的汤中有时候用的是生地，生地蒸晒之后才是熟地，或者是生地、熟地各半，和猪脊骨（俗称龙骨）一起炖，带一点点药味，但和骨头的香味混在一起，至少不难接受。

生地和熟地的区别在于，前者性质偏凉一点儿，养血的同时还能凉血；而熟地则补肾养血的力量更大。在夏天的时候用生地，或者是生地、熟地各半，就同时具有清热的效果；而猪脊骨中有骨髓，这是中医很看重的补肾之品，与生地、熟地一起煲的汤，可以弥补广东夏天炎热对人体的过度消耗。

之所以广东人一直讲究煲汤，就是因为气候的炎热使他们比其他地方的人更能感受生命的消耗，不像北方，寒冷的秋冬正好让身体修复、收藏。为什么用补肾阴的熟地煲汤，而不是用补肾阳的药物，比如肉桂、附子之类？按理说，从药物的爆发力上，后两者更大。前面我们讲过，肾阴虚比肾阳虚的虚损程度更高，而补肾阴的药是“加油”，补肾阳的药是“助燃”，对于环境的炎热已经把生命的火苗拨到很旺的广东人来说，最重要的是给火苗“加油”“添柴”，使得四季都不得不燃烧的火苗能长久地燃烧下去，所以才选择了熟地这种更能从根本上补肾的药物。这个汤不独在广东，所有想在生活中补肾的人都可以经常食用。

### 熟地龙骨汤

**材料：** 生地、熟地各 10 克（如果是冬天，可以直接用熟地 20 克），猪脊骨 2~3 斤，盐适量。

**做法：** 猪脊骨焯水后和生地、熟地一起炖煮至烂熟，加盐调味即可。喝汤吃肉的同时，可以将煮熟的熟地也吃掉。

# 慈禧养生得益于“粳米锅巴”

北大医院的一位儿科医生，讲过这样一个例子：一个新生儿因为腹泻住院治疗，腹泻治好之后回家，孩子母亲觉得孩子一直在腹泻，营养肯定跟不上，就急着想通过食物给孩子把营养补上。孩子一直喝配方奶，这个心急的母亲擅自决定，给孩子多加了几勺奶粉，用同样的水量冲好了牛奶喂下去。很快，孩子又开始哭闹，而且越来越严重，没办法，再次抱到医院。医生一检查发现，孩子就是因为这瓶过浓的牛奶喝成了“出血性肠黏膜炎”，比之前的腹泻问题还要严重。

怎么会如此？因为过浓的牛奶的渗透压很高，喝进肠道之后，就要从肠道里吸收水分，达到渗透压的平衡，肠黏膜里的水就这样被过浓的牛奶吸干了，肠道因为缺水导致了出血性坏死。这个看起来很深奥的原理，在我们吃脱水的食物时都一样，我们吃饼干、炒花生之后都会口渴，甚至会上火，就是因为它们含水少，进入身体内就要吸收身体里的水，身体因为缺水而感到渴，因为缺少水而上火。对于一个正常人来说，这就是脱水食物的缺点。

但是如果一个人像前面所写，因为虚寒已经开始“漏水”了，“漏”

在身体里的水就需要这种能“上火”的药物和食物帮助吸水，比如，药物里由生姜制成的干姜、炮姜，食物中炒过的五谷，都是可以温补脾气、减少“漏水”的。

北京儿童医院每年都接诊很多“秋季腹泻”的儿童，虽然这病不要命，但因为没有特效药，很多孩子会持续腹泻很长时间，家长为此很着急。有经验的医生推荐给他们一个偏方，很简单但很管用，就是用小米，洗净后先在铁锅里翻炒至发黄，又不到煳的程度，之后再加水煮粥。这种炒过的小米煮的粥，对腹泻孩子的脾气养护很有帮助，腹泻会因此明显缓解。这是因为炒过的小米热性增加了，“吸水”的能力也就增强了。其实，在中药里，有很多类似的药物，如炒稻芽、炒谷芽、炒麦芽，都是在脾虚、大便不成形的时候用到的。

慈禧是很讲究养生的，清宫医案的研究者发现，在慈禧的食谱中，虽然各种菜式不断翻新，但每天都不能缺的却是“粳米锅巴”，几乎无一日不吃，有时是干吃锅巴片，有时配料做成菜，有时研末调服，直至临终前，她还忘不了吃锅巴。据记载，1908 年 11 月 14 日，即慈禧去世的前一天，女御医施焕给她所拟处方为：粳米饭锅巴焙焦，研细末服用。

锅巴就是经过炒制，略微炭化之后的五谷，炒制、炭化之后，粮食中的部分糖分得到分解，食后更易于消化。同时，锅巴是脱水的食物，本身因为脱水而性质偏温，等于给虚损的胃肠补充了能量，让它们也上上火，不太严重的脾气虚寒问题，每天用锅巴就随时纠正了。慈禧的保养效果一直被研究者称道，其中，粳米锅巴这种每天生活中都有的“补脾小吃”，也起了很大作用。

# 西洋参能预防“热中风”

前面讲过一个病例，患者因为血栓导致了“继发性痴呆”，血栓缓解的时候，人就明白一点儿，血栓加重时，人就变得糊涂。每年夏天，都是他病情容易加重的时期，特别是天气特别闷热的时候。而且他的加重有几个环节，先是总犯困，白天也要睡，其次是小便控制不住，每次起床时，找不到厕所，站在地上就开始尿。家里人都有经验了，这种情况如果不赶紧输液，接下来走路就开始摇晃了，总之血栓病又要犯了。

这种情况，从西医讲，就是一种“低灌注性脑血栓”，也称“热中风”，之所以夏天容易发生，就是因为夏天天热，人体的消耗是最大的，所以四季如夏的广东会有煲汤的历史，就是要借此补充消耗的体力。

有调查发现，0℃以下的冬季，32℃以上的盛夏，是一年中的两个中风高发期。盛夏高温时节，相对湿度在70%~80%时，人主要靠汗液蒸发来散热，人体每天要排出1000毫升或更多的汗水。虽然这对人体防暑有益，但是，血液循环要比平时高5倍的血流量才能把血管“灌满”，保证血管的灌注量；当水分补充不足时，会因血容量不足和血液黏稠而诱发缺血性脑中风。

消耗过大，人体就会在极短的时间里变虚，而进化高级的器官组织在人体变虚、变老时，是最不能承受的，会率先表现出问题，比如大脑。所以这个患继发性痴呆的患者，才会在夏天出汗过多、身体消耗之后，首先表现出脑力下降；而使他脑力恢复，乃至血栓得以控制的，并不是输液，而是“生脉饮”。

他的家人发现，每次给他喝了西洋参水，或者吃了“生脉饮”之后，首先好转的是不睡觉了，接下来就是自己知道小便去厕所，而且血栓的其他症状，比如走路摇晃、歪斜也就此打住了。

“生脉饮”的成分就是党参、麦冬、五味子，和西洋参一样，都是补气的药物。和那些补肾阳的药物相比，虽然补气药的力量稍微弱一点儿，但改变低灌注引起的中风以及痴呆还是可行的。如果这个人的痴呆是原发的，或者程度严重，不像现在这么还有缓解的空间，仅仅靠补气药力量就不够了，中医一定会用到补肾的药物，比如山萸肉、黄精等能弥补“髓海空虚”的药物。由此我们也可以看出，人的虚损有个进程，是从气虚到阳虚、阴虚，或者说从脾虚到肾虚。这个患者还在中间状态，所以人参类的补气药就可以缓解。

从这个例子可以看出，虽然很多人觉得秋冬进补，夏天不该吃补药，事实上这是不对的，夏天更需要补，只是补的应该是气。很多本身就体质弱、血压偏低的中老年人，一到夏天就出现哈欠不断、浑身无力、无精打采、昏昏欲睡的症状，这时候，绝对不能以“春困秋乏夏打盹儿”来概括为常态，要马上想到会不会是“热中风”的前兆，这个时候就应该补点儿西洋参之类的补气药了。

我之所以只推荐了西洋参，是因为西洋参除了补气之外，还有补阴的效果，夏天是气阴两虚的，而且西洋参没有上火的问题。如果这个人除了上述的困倦状态，还有大便不成形、吃点儿凉的就腹泻的症状，那就索性吃“生脉饮”，因为“生脉饮”里的党参热性比西洋参高，除了能补气，还能减轻大便的“漏水”问题。

“药王”孙思邈对这种虚损的防治更有独到之处，他提倡人在五月的时候就吃一点儿五味子，为的是防止夏天过度消耗。阴历五月，相当于阳历的六月，是初夏，在这个时候提前防范“hold 不住”的问题，是非常及时的。

## “安宫牛黄丸”救不了寒性昏迷

稍微懂点儿中医的人都知道“安宫牛黄丸”，这是中医“镇店三宝”之一，其他两宝分别是“紫雪丹”和“至宝丹”。这三种药都是治疗性质危重的热性急症的，这些疾病在过去是中国人的大劫，很多人因此不治。在没有退烧药、抗凝血药，不能输液、打针的过去，包括高热不退、昏迷不醒等危重症，就是靠这“三宝”起死回生的。其中的“安宫牛黄丸”更是最能救命的一个，很多人或者因为高热，或者因为脑出血，或者因为外伤导致的昏迷不醒，西医已经宣布不治时，这个药经常能创造奇迹。

我的一个同学在美国开诊所，刚到那里不久就遇到了一个美国男孩子因为车祸导致脑外伤，已经昏迷一个多星期了，当地医生告诉家属很可能以后就处于“植物状态”了。我这同学去看后发现，患者虽然昏迷，但年轻，身体很壮，包括呼吸的声音也很粗壮，于是就把自己从国内带去的“安宫牛黄丸”通过胃管灌进去，结果灌到六七丸的时候，男孩子就清醒了，我那同学顿时成了当地的名医。

我公公是外科医生，一次给患者手术时，自己突发脑出血，当时就倒在手术台上了，很快开颅取出了血块，但就是昏迷不醒。他生病前，血压一直高，而且昏迷之后始终鼾声很大，面色也涨得很红。我马上想到了“安宫牛黄丸”，也是通过胃管灌进去，每天两丸，连续三天，人就醒过来了。从那时起，一直不太相信中医的他，开始对中医另眼相看了。

这样的例子很多，所以很多人把“安宫牛黄丸”视为救命药，往往会收藏几丸在家，以防不测。但是，“安宫牛黄丸”并不是对所有的昏迷都有效，前提是，这个人一定是热性的。热性昏迷的典型表现是：面色红，体温不低，呼吸声或鼾声很响，双眼、牙关紧闭，手也攥得紧紧的，这些在中医里面称为“闭症”。

当患者昏迷，但其他症状与此相反时，比如，面无血色，颜色偏淡，甚至皮肤冰凉，呼吸声音很低，眼睛、嘴都微张，手也是松开的，给再多的“安宫牛黄丸”也无济于事，因为这种昏迷是中医里的“脱证”，和“闭证”的性质完全相反，属于严重的虚寒症。这个时候，患者已经虚损到了肾气这一关，是大脑“hold 不住”的结果，甚至可以说，和那些撒手人寰的临终者只差一步之遥了。而“安宫牛黄丸”是大寒的药物，这种“脱证”患者的火力已经很弱了，根本经不起寒凉药物的“去火”，这个时候要是用了“安宫牛黄丸”，不但无效，甚至可以加快死期的到来。这个时候应该用的，就是中医著名的急救药“四逆汤”了。

“四逆汤”这个方子里面都是入肾经的、温补性质很大的药物：干姜和附子。这是汉代《伤寒论》的方子，方子之后的注释说：“四肢厥逆，恶寒蜷卧，神衰欲寐，腹痛下利，呕吐不渴，舌苔白滑，脉微细。”这里面有个“蜷卧”，就是表明这种人的肌力很弱，身体处于松垮状态，而且也出现了腹泻这种“hold 不住”的症状，是彻头彻尾的虚证。

附子是补肾药里性质最燥烈的一个，专门用在这种中医称为“亡阳”的情况。所谓“亡阳”，就是阳气消耗殆尽了，人虚衰到极致。阳气就是人的生机。我们常说“人死如灯灭”，阳气，就是维持人生机的那个火苗，火苗虚弱变小时，人就进入濒危状态，又重新回到了初生的原点，阳气和还没有充盛的婴儿一样那么弱小，以那样的一点儿阳气、火苗，维持一个成人的身体，自然要出现“脱证”这种虚性、不足的状态。所以，“四逆汤”这个经典老方子，现在已经制成了注射液，用在休克发生时的紧急抢救，借的就是附子、干姜的强劲补肾之力。

## 饴糖是很好的止疼剂

过去止疼药很少的时候，在一些经济不发达地区，一瓶能止疼的“阿司匹林”可以在黑市上卖出好价钱，因为很多老年人一天都离不了它。这些老年人也没地方看病，什么原因引起的疼痛自然更不知道，反正就这么一瓶一瓶的阿司匹林陪着他们度过晚年。这个结果说明两个问题，首先，他们的疼痛肯定不是要命疾病导致的，比如癌症，如果是，阿司匹林肯定无效，既然没有要命的病，又怎么会长年累月地疼？如果从进化角度看，原因就是因为他们老了，能管住疼痛的神经让位了。

现在各大医院都设立了“疼痛科”，针对的主要是癌症疼痛、椎间盘突出引起的疼痛，此外，还有一种疼痛是无缘由的。曾经有个患者，因为肚子痛在当地医院看病，医生诊断是因为结肠溃疡引起的，因为疼痛难受，就手术切掉了这段被认定有问题、引起肚子痛的肠子。手术之后疼痛缓解了一阵儿，又开始疼了，再去查，医生仍旧说是结肠问题，唯一的办法只能再切一段。这个时候，这个患者到了北京，找到了一家三甲级医院的“疼痛科”，幸好，在那里遇到了明白的医生，给出的结论是他的这种疼痛不关结肠溃疡的事，是神经传导出了问题的“原发性疼痛”。通俗地讲，就是原本无大事，但因为神经向大脑谎报了“我疼！我疼！”的信号，所以他才感到疼。针对这种疼痛，最好的办法就是将这个谎报军情的神经切断，从此杜绝错误信息的传送，这种办法，是疼痛科治疗原发性疼痛的共同机理。

事实上，中医在汉代就已经有了针对这种“无病呻吟”疼痛的药物，这个方子叫“小建中汤”，出自张仲景的《伤寒论》。这个方子的症状描述是：“腹中拘急疼痛，喜温喜按，神疲乏力，虚怯少气；或心中悸动，虚烦不宁，面色无华；或伴四肢酸楚，手足烦热，咽干口燥。舌淡苔白，脉细弦。”

这种疼痛的特点很明确，“喜温喜按”。这种人的状况也很明确：

“神疲乏力，虚怯少气，面色无华，四肢酸楚”，很典型的一个虚弱之人的形象。这种人可能不到40岁，但体质已经近于60岁的衰老程度，能控制疼痛传递的高级神经因此提前退休了，他就因此更容易浑身不舒服甚至疼痛。

张仲景对这种患者充满了为医的体恤，“小建中汤”里的药物是：饴糖（30克）、桂枝（9克）、芍药（18克）、生姜（9克）、大枣（6枚）、炙甘草（6克）。这些药物全是温补脾气的，如果从口味上说，这个药应该有甜味儿，体现了所有补药的共性，因为补药的性味都是偏于甘温的。

这个药物对那些慢性胃溃疡、十二指肠溃疡的老患者，止疼的效果非常好，只是这种止疼不是以麻醉方式，而是通过补虚，让因为虚衰而“提前退休”的，对传递疼痛信号有管束作用的高级神经重新焕发青春而“上岗”，对疼痛的错误传输有所限制，至少可以减少那些没有缘由或缘由不够充分的慢性疼痛。

值得一提的是，这里面的饴糖用到了30克，是个很大的剂量，很多人拿到这个方子时总问：“没有饴糖，改成白糖行吗？”之所以这么问，是觉得不都是糖吗？其实，张仲景把饴糖当作一个正经的药物对待，而绝对不是为了矫正味道。因为饴糖是温性的，入脾经，补虚的作用不能小瞧，而且是各种糖中唯一具备这种功能的。饴糖是从高粱、麦子、玉米等粮食中发酵而来的，也就是麦芽糖，因为出身于五谷，所以具备了五谷的温补之性。而蔗糖，也就是我们说的白糖、冰糖，是从甘蔗或甜菜之类的植物中提取的，它们的性质偏凉。针对已经虚损的人的药物中，蔗糖、冰糖都不适合，至少不具备饴糖温补之效，而一般正规的药店里，都能找到作为药用的饴糖。

如果你是一个虚弱的人，特别是脾胃虚弱，吃点儿凉东西、受点儿凉就不舒服的人，只要没有糖尿病的问题，不妨把饴糖当作保养药物之一，比如“生姜饴糖水”，或者在小米粥中加饴糖，就有很好的温补甚至止疼效果，至少比白糖、冰糖具有药用价值。

图书在版编目（CIP）数据

女人体虚先变丑 / 佟彤，陈小野著 .—长沙：湖南科学技术出版社，2014. 7
ISBN 978-7-5357-8246-5

Ⅰ. ①女…　Ⅱ. ①佟… ②陈…　Ⅲ. ①女性－保健－基本知识
Ⅳ. ① R173

中国版本图书馆 CIP 数据核字（2014）第 133511 号



上架建议：健康·生活

女人体虚先变丑

作　　者：佟　彤　陈小野
出 版 人：黄一九
责任编辑：林澧波
监　　制：刘　丹
策划编辑：王　蕾
装帧设计：李　洁
出版发行：湖南科学技术出版社
（湖南省长沙市湘雅路 276 号　邮编：410008）
网　　址：www.hnstp.com
印　　刷：北京天宇万达印刷有限公司
经　　销：新华书店
开　　本：787mm × 1092mm　1/16
字　　数：167 千字
印　　张：14
版　　次：2014 年 7 月第 1 版
印　　次：2014 年 7 月第 1 次印刷
书　　号：ISBN 978-7-5357-8246-5
定　　价：35.00 元
（若有质量问题，请致电质量监督电话：010-84409925）